耳下按摩60秒 流口水消病痛

0到100歲
都需要的唾液分泌力！

齋藤道雄◎著

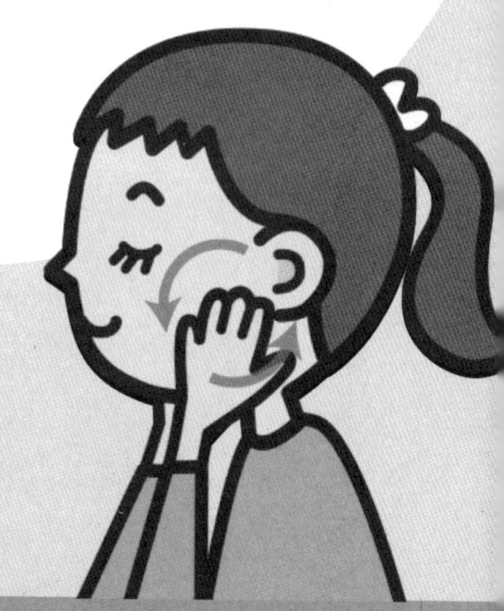

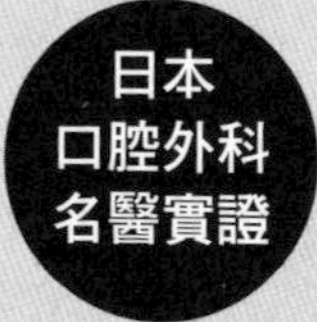

口水是絕佳的
自體防衛武器

擊退 ☑流感 ☑牙周病 ☑糖尿病 ☑高血壓

前言

身體一旦感到不舒服，只要按摩耳下，就能緩解各種不適，甚至幫助治療疾病。也許有人會質疑：「真的有那麼好的事嗎？」但這的確是口腔外科醫生們所熟知的事實。

我是口腔外科醫生，目前在東京執業，患者經常問我：「牙科和口腔外科有什麼不同？」到底這兩者之間有什麼差異呢？

牙科主要是從事蛀牙與牙周病的治療，也有專門主治牙齒美白與齒列矯正的牙醫診所，總之，牙科的主治部位是牙齒與牙齦。

口腔外科除了牙科的診治範圍，還涵蓋了下巴疼痛等顳顎關節症候群，以及口腔癌等疾病的治療。也就是說，所有口腔疾病都是口腔外科的工作。近來出現的「口腔內科」，主要是診斷引發口內症狀的全身性疾病，對於口腔疾病的治療有別於外科的處置方法。我雖身為口腔外科醫生，也同步投入口腔內科的診斷與治療。

口腔乾燥症是口腔外科所處理的一種疾病。一般健康人的口內會有唾液常保濕潤，如果唾液分泌減少，就會導致口乾舌燥，並且無法辨別食物味道，吞嚥也會產生困難，簡言之就是食不知味。

不僅如此，口腔乾燥症還會導致整個口腔與舌頭感到刺痛，並且產生口臭、嘴唇乾裂等症狀，容易造成蛀牙與牙周病，屬於不易治療的疾病，有時甚至會引發全身性的疾病。

有些人就算還不到疼痛的地步，也總是會感覺嘴巴乾乾的或黏黏的。黏稠感也是口腔乾燥症的症狀之一！口乾與黏稠可說是身體不適的徵兆。

這個時候，按摩耳下可立即緩解不適感，幫助口腔變得潤滑。按摩耳下會促使口腔產生充沛的唾液，不只能預防口腔疾病，也能預防全身性疾病。

有人會說：「我的嘴裡不會乾乾的，健康上沒有問題！」儘管如此，還是建議經常進行耳下按摩，因為耳下按摩同時也具有舒緩壓力、緩解緊張的功能，可幫助自律神經保持在良好的平衡狀態，是很好的保健動作。

近年來，「自律神經」廣泛被提及，已是人人耳熟能詳的詞彙。大家都知道緊張時交感神經會占優勢，免疫力則下降，放鬆時則是副交感神經占上風，免疫力會提升。免疫力是人體對抗疾病的力量，而按摩耳下可幫助副交感神經位居優勢，提高免疫力。人體的運作機制很難三言兩語就說得清楚，閱讀本書將可充分理解其中的道理。

前言

你有沒有因為緊張而吞口水，或想要喝水或喝茶的經驗呢？「緊張」正是口乾的主要緣故。現代社會方方面面都充滿著壓力，壓力會引發緊張的情緒，因而導致經常覺得口乾舌燥的人愈來愈多。

耳下按摩有著醫學上的根據，並不是什麼奇怪的保健方式，這是一個隨時隨地就能輕鬆調整自律神經的方法。請務必記住耳下按摩的作法，並確實執行，從今天開始許自己一個美好的未來！

齋藤道雄

第1章

可緩解身體不適的耳下按摩

CONTENTS

第3章 拒絕不良生活方式，愛惜口腔的「水源地」

CONTENTS

第4章 保持口腔濕潤有妙招

第5章

耳下按摩，消除身體不適

第1章

可緩解身體不適的耳下按摩

●按摩耳下，元氣之泉立即湧現

你會不會覺得疲倦總是揮之不去呢？

早上雖然已經醒了，卻久久無法起床；才搭上電車，倦意就立即來襲；一點兒小事就心浮氣躁，無法集中精神工作；回到家總是累到對任何事都提不起勁，身體老是感到不舒服……

「耳下按摩」能夠消除像這樣子的疲勞與不適。詳細的按摩方式請參見第五章，這裡先試著體驗一下。

首先，請閉上眼睛，全身盡量放鬆，將拇指之外的四根手指放在耳朵前方下面的位置（耳朵前方偏下，上排後方的臼齒附近），手指向前繞圈反覆揉壓十次。怎麼樣？你有什麼感覺呢？

滋潤口腔的耳下按摩

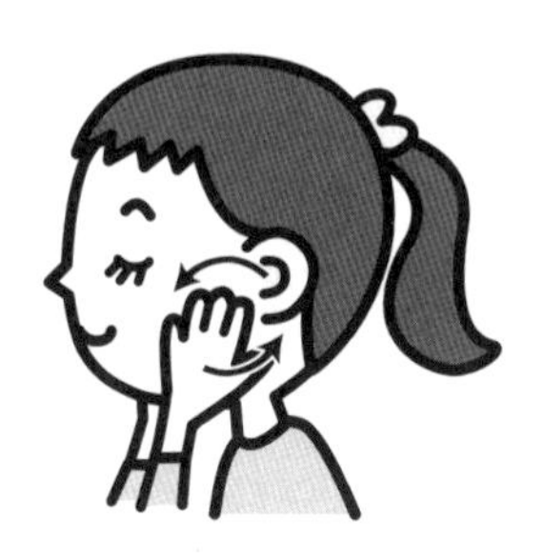

閉上眼睛調整呼吸，將拇指之外的四根手指併攏，放在耳前下方的位置，向前繞圈反覆揉壓十次。

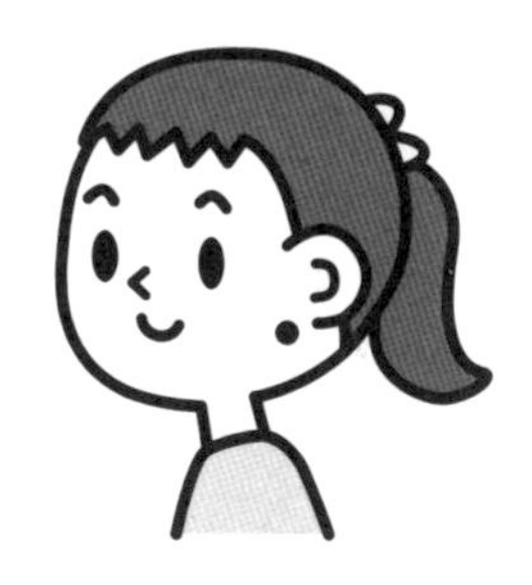

先確認按摩位置。以左右兩側上排後方臼齒的附近為中心進行按摩。

大多數人做了這個按摩之後，會覺得口中變得比較濕潤，眼睛也會感到沒那麼疲勞，心情放鬆似乎不再那麼焦躁。其實做了這項按摩之後，只要口中感到滋潤就夠了，其他的效果可以慢慢地在逐次的按摩中去體會。

如果按摩之後沒有任何變化，也請不要擔心，這可能是因為當下身體狀況比較不好，本書針對這種狀況有相關的介紹，也提供了滋潤口腔的各種方法，請務必耐心閱讀到最後哦！

口中一旦保持濕潤，身體狀況便可獲得改善，不過在深入談論箇中原因之前，先來說說潤滑口腔的唾液。

我們的身體內有水在流動。聽到「身體內有水」，大部分的人腦海中第一個浮現的詞彙通常是血液。血液確實在人體中不斷地循環著，然而我們體內的水可不只是血液而已！

另一個「身體內的水」是大家所熟知的淋巴液。淋巴液是一種無色透明的液體，主要的功能是把對抗病原菌的免疫細胞（淋巴球等）運送到全身。

當體內的血液或淋巴液循環不良，人就會生病。如果心臟無法得到充分的血液，就有可能會引起狹心症或心肌梗塞；如果淋巴液受到阻塞，就有可能會造成下肢等部位產生水腫。

其他還有各種水在體內流動著。我們的口腔中當然也有——聰明的你應該猜得到是什麼了吧！

是的，**在口中的水就是「唾液」**。提到唾液，也許有人會覺得不衛生、不乾淨，感覺很髒，其實人體內的體液都是乾淨的。唾液不僅攸關口腔的健康，甚至與全身的健康都有很大的關聯性。

那麼，口中的唾液是從哪裡湧出的呢？

口中散布著湧出唾液的「泉眼」，最大的一處在耳朵下方，所以按摩耳朵下方會產生刺激，促使這裡的「泉眼」湧出對身體有益的泉水（唾液）。

●口中廣布著「泉眼」

自體內湧出體液稱之為「分泌」，唾液就是由「唾液腺」所分泌的體液。口腔內有許多唾液腺，這些唾液腺負責分泌唾液以滋潤口腔。

口腔內有三大唾液腺，分別是耳下腺（或稱腮腺）、顎下腺（或稱頷下腺）、舌下腺，統稱為大唾液腺（主唾液腺）。

看到耳下腺、顎下腺、舌下腺這三個名稱，大致就可以推知它們所處的位置。按摩耳朵下方之所以能夠促使唾液的分泌，就是因為耳下腺受到了刺激。

顎下腺與舌下腺也是重要的唾液腺，不過耳下腺與這兩處的唾液腺有所不同，耳下腺所分泌的唾液具有某些特徵。

唾液分成兩種，分別是**黏液性唾液**與**漿液性唾液**，其中**漿液性唾液不含黏**

性。本書將黏液性唾液簡稱為**「黏稠唾液」**，不具黏性的漿液性唾液則簡稱為**「清稀唾液」**。

顎下腺與舌下腺分泌的唾液包括了黏稠唾液與清稀唾液，但是耳下腺只分泌清稀唾液。按摩耳下的目的在於促進清稀唾液的分泌，但是為什麼要促進清稀唾液的分泌呢？為了得到更全面且深刻的理解，請先認識一下其他的唾液腺，以及唾液中的成分與功能。

除了大唾液腺，口腔內還散布著許多的小唾液腺，包括唇腺、頰腺、臼齒腺、口蓋腺、前舌腺、後舌腺，以及Von Ebner氏腺。臼齒腺與耳下腺位置很靠近，在上排後方的臼齒附近，Von Ebner氏腺則位於舌頭的深處。口蓋腺與後舌腺所分泌的唾液屬於「黏稠唾液」，Von Ebner氏腺分泌的唾液屬於「清稀唾液」，其他的小唾液腺則是兩種唾液都有分泌。

小唾液腺中最容易理解的大概是位於嘴唇黏膜的唇腺。如果唇腺沒有分泌唾液，嘴唇就會變得極為乾燥，即使不是冬天，護唇膏也往往無法離身。有些人會經常舔嘴唇，這就表示嘴唇過於乾燥，有可能是因為唇腺的唾液分泌量變少所造成。

唇腺的唾液如果分泌不足，其他唾液腺的分泌量有可能也會偏少。因此，可以試著觀察嘴唇的滋潤度，藉由嘴唇的乾燥與否，就能判斷口腔整體的唾液分泌量是否充足。

●唾液包含多種有益健康的成分

唾液除了能夠潤滑口腔，其中還含有各式各樣對人體有益的成分，消化酵素便是其中之一。

三大唾液腺與小唾液腺的分布位置

大唾液腺主要有三個，分別是耳下腺、顎下腺與舌下腺，小唾液腺則散布於口腔的黏膜中，從各自的導管開口分泌唾液。

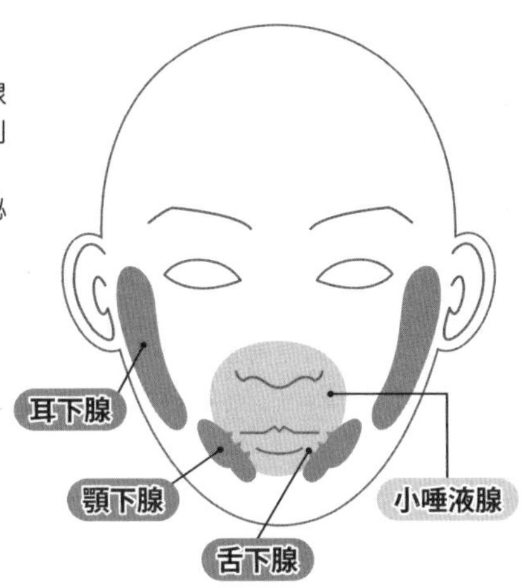

小唾液腺分泌的清稀唾液與黏稠唾液

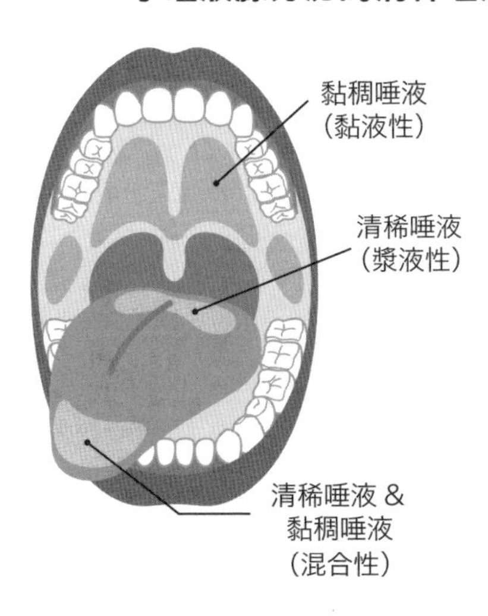

在主要的小唾液腺中，從上顎的黏膜（口蓋腺）分泌出來的是黏稠唾液，位於舌頭深處的Von Ebner氏腺則是分泌出清稀唾液，前舌腺則是混合著分泌清稀唾液與黏稠唾液。

平時吃飯會細嚼慢嚥的人不會急著把食物吞下肚，咀嚼米飯時，嚼久了都應該會感覺甜甜的。這種甜味的產生是因為口中有消化酵素「澱粉酶」，米飯在嘴巴裡因為澱粉酶的消化作用，碳水化合物（澱粉）就被分解成糖（麥芽糖）。

很多人會以為食物是進到胃裡面才開始進行消化，事實上食物一進到嘴巴就已經開始一部分的消化工作了。

除了口腔分泌的唾液中有澱粉酶的成分，胰臟也會分泌澱粉酶。胰臟所分泌的澱粉酶會分解胃裡面的澱粉，但是如果食物沒有在口中好好被咀嚼，未經唾液消化的食物直接進到胃裡，將對胃造成很大的負擔。

澱粉被消化之後，胃的消化酵素「胃蛋白酶」就會開始運作。胃蛋白酶是蛋白質的分解酵素，如果包括肉類在內的這些食物在口腔咀嚼不完全，我們的身體就無法很好地進行消化。

從以前長輩們就告訴我們：「吃東西要細嚼慢嚥。」一代一代不斷叮嚀著，正是因為很早以前人類就明白咀嚼的重要性，知道這樣才不會傷胃的道理。咀嚼能夠促使唾液分泌，食物在口腔中被嚼得愈細，愈能減輕胃的負擔。

唾液中除了澱粉酶，還含有溶菌酶、過氧化物酶及乳鐵蛋白等可殺死病原菌與病毒的成分。

鼻子與嘴巴是病原菌與病毒最容易入侵體內的「窗口」，如果能守好這扇窗，就能免去許多「外來攻擊」。舉例來說，如果有一種會引起腸胃發炎的細菌進到口中，因為唾液中含有殺菌成分，所以細菌還來不及進入腸胃，在口腔就被殺死了，如此一來就能防止細菌向前竄，免去一場災難。所以，口腔必須有充分的唾液。

唾液也含有各種荷爾蒙，其中最為人熟知的是一種被稱為「腮腺激素」的**生長荷爾蒙**，而且只有耳下腺會分泌這種荷爾蒙。由於腮腺激素有提高皮膚新陳代謝的功能，又被稱之為**「回春荷爾蒙」**。

●唾液也能幫助改善糖尿病嗎？

唾液所含的另一種成長荷爾蒙是ＩＧＦ（類胰島素生長因子），顧名思義就是構造類似胰島素。如此說來，是不是大量分泌唾液就可以治療糖尿病了呢？事實上並沒有這麼簡單。

胰臟所分泌的胰島素能夠將血液中的糖轉換為能量。碳水化合物進到體內之後，澱粉最後會被分解成葡萄糖，運送至血液之中。

血液中的「糖」是「血糖」。飯後血糖會增加，使得血糖值（血糖濃度）

上升。把血糖變成活動身體所需能量的荷爾蒙就是胰島素。當胰島素開始分泌，血糖會進入肌肉等組織，血糖值跟著就會下降。

然而，糖尿病患者的胰島素作用變差，胰島素分泌量不足，血糖無法順利進入肌肉等組織，因此導致血糖值居高不下。如果持續惡化，還可能會導致失明、腎臟功能變差，可見糖尿病是一種不能小覷的可怕疾病。

話說回來，與胰島素類似的IGF有改善糖尿病的作用嗎？從結果論來看，大量分泌唾液，增加IGF的量，進而改善糖尿病的機制是不太能被期待的。雖然IGF的組成結構和胰島素類似，但兩者畢竟是不同的荷爾蒙，胰島素另有其他的作用。只不過，唾液和血糖值也不是沒有關聯！

事實上有報告指出，糖尿病患者進食的時候如果細嚼慢嚥，血糖值相對地會比較低。原因就在於，充分的咀嚼可以延緩食物進入胃腸的速度。

反之，如果狼吞虎嚥，吃得又急又快，導致胰臟來不及分泌胰島素，血糖值就會失控般地往上升。

細嚼慢嚥是重要的，口腔能夠因此分泌充足的唾液，胰島素也能適時地分泌，減緩血糖值上升的速度。

也就是說，養成良好進食習慣，促使唾液充沛分泌，對改善糖尿病是有助益的。

●預防牙周病可以更長壽

牙周病和蛀牙一樣，都是口中細菌所引起的口腔疾病。引發牙周病的細菌一般被稱為牙周病菌。唾液的抗菌作用對牙周病菌也有效！

唾液可以幫助沖洗口中的食物殘渣，唾液分泌量充足的人，一般而言都比較不容易蛀牙或罹患牙周病。

牙周病是指牙周病菌引發牙齦與顎骨等部位發炎的疾病。當牙周病菌於牙齒與牙齦之間的縫隙（牙周囊袋）堆積增生，一開始會導致牙齦發炎，牙齦會腫起或出血。刷牙時如果發現牙刷上有血，就代表牙齦可能已經開始發炎了。

病程如果持續進行，牙周囊袋會逐漸擴大加深，齒槽骨等牙周組織也會開始發炎，發展成牙周炎。牙周發炎，牙齦有膿流出，以前這種狀況被稱為「齒槽膿漏」，但最近牙醫界比較少使用這個說法了。

牙周炎持續惡化，到最後就是齒槽骨遭到侵蝕破壞，牙周組織被掏空，牙齒於是脫落。「缺了牙齒，安裝假牙不就好了嗎？」雖說如此，假牙畢竟不等同於真牙，很多功能是不能夠彌補回來的。假牙的咬合力大約只有真牙的五分之一，咬合力不足會直接影響唾液的分泌，唾液量不足等於就是消化酵素不足，如此一來，對胃腸就會造成極大的負擔。

更嚴重的是，如果將牙周病放著不管，還可能影響或導致其他疾病產生。首先必須提及的就是糖尿病。目前已經知道，糖尿病患同時罹患牙周病的機率非常高。

罹患糖尿病的人，免疫功能會下降，牙周病菌當然就比一般人更容易滋生繁殖。有資料顯示，如果能夠把牙周病治療好，糖尿病導致的一些身體不良數值也會有所改善。

另有資料指出，牙周病患者罹患心肌梗塞或腦中風（腦梗塞）的機率，高於沒有牙周病的人。

一般認為會造成這種現象的原因在於，牙周病菌從牙齦部位潛入血管，病菌容易在血液中形成血栓。

血栓就是在血管中形成的血塊，當血塊塞住動脈，妨礙了動脈將血液送回心臟的功能，這時就會引發心肌梗塞，成為猝死的一大主因。如果血塊塞住的是腦部血管，就可能引發腦中風，即使未因此送命，許多的後遺症也會嚴重影響生活品質，是相當可怕的疾病，牙周病患者一定要多加注意！

相反地，如果做好牙周病的預防，壽命就有可能會得以延長。預防的方法之一就是促進唾液的分泌。清潔牙齒當然很重要，但如果能在生活中重視唾液的充沛分泌，肯定可以更好地預防牙周病。

沒有牙齒的人容易罹患失智症

成年人掉牙幾乎都是牙周病造成的。不少銀髮族至今仍然認為「年紀大了，掉牙也是無可奈何的事」，而且，其中還有不少人即使滿口牙齒快掉光，還是沒安裝假牙！人一旦沒有牙齒就無法咀嚼，進食時只能吞食，吃的東西也嚴重地受到限制，只能吃一些軟爛的食物。

這樣的人很容易罹患失智症。根據厚生勞動省的調查，六十五歲以上幾乎沒有真牙且未裝假牙的老人，比起還有二十顆真牙的老人，罹患失智且需要被照護的機率高出一．九倍。

原因就在於，這些無牙的人過著無咀嚼的生活。反之，有調查顯示，咀嚼可以刺激腦部的血流，活化腦部運作。

日本口香糖協會進行了一項實驗，實驗中讓三十位二十歲至八十五歲的人嚼口香糖，然後以ＭＲＩ觀察他們嚼前與嚼後腦內的血流量變化。ＭＲＩ中文稱之為「核磁共振攝影」，可以提供人體的解剖影像。

結果顯示，大腦的運動感覺區血流量增加了百分之二十至四十，而且所有參與實驗的人都有這種反應。不只如此，大腦的其他分區與小腦的血流量也都有所增加。

人體的腦部與牙齒藉由神經彼此連結，「咀嚼」這個口腔動作會使得腦神經網絡受到刺激，因此前述的實驗得出了這樣的結果，並不令人感到意外。

我們平時進食的時候，透過咀嚼就會不斷地刺激腦部。一個人如果沒有牙齒，也沒裝假牙，就無法藉由咀嚼帶來腦部刺激，也許正因為如此，罹患失智症的機率就會比較高。

不咀嚼，唾液的分泌會減少，相反地，平常如果就能養成細嚼慢嚥的習慣，**唾液的分泌充足，就會比較不容易得到牙周病，而且即使步入高齡，也還能保有自己的牙齒。**

●預防肺炎，請維持口腔的清潔與濕潤

肺炎位居日本人死亡原因的第三名，其中超過百分之九十是六十五歲以上的老年人。近來也有報告指出，七十二歲以上的肺炎患者死亡率正急速攀升。為什麼老年人感染肺炎球菌而發病的比例較高呢？主要原因就是因為老年人的免疫力不如年輕人，一旦患病，惡化速度很快。

肺炎的發生和唾液也有很大的關係。高齡的肺炎患者多半在晚上就寢時發病，吞嚥唾液的能力衰退是其中的一個原因。

當吞嚥能力變差，唾液容易因為嗆咳而跑到氣管內，這時萬一唾液中含有肺炎球菌，就會趁機繁殖增生，引發**「吸入性肺炎」**。

尤其是有腦中風後遺症或服用鎮定劑的老年人，常在睡眠中發生吸入性肺

炎。夜間人體的唾液分泌量會比較少，口腔的細菌更容易繁殖。

前文提過唾液有抗菌作用，唾液分泌量如果減少，抗菌作用就會難以發揮，那些對身體有害的細菌很容易就會混在唾液之中，隨著嗆咳的動作一起進到肺裡面。

順帶一提，部分的老年人因為嫌清洗假牙麻煩，會直接戴著假牙睡覺，**這也是口腔中細菌滋生的原因之一**。

相反地，如果唾液分泌量充足，吞嚥能力也沒有問題，就能減少吸入性肺炎的發生率。只不過一般老年人大多會有吞嚥功能變差的困擾。

正因如此，老年人更需要做好口腔的清潔，保持口腔衛生有助於預防肺炎的發生。就寢前請確實做好「口腔護理」，口中如果沒有肺炎球菌，就能有效預防肺炎。

遇上災害而過著避難生活的老年人，因肺炎而死亡的風險比一般老年人更高。其中的原因之一，應該就是因為口腔清潔用品未能及時送抵災區，以致於沒能做好口腔護理。

不論是阪神、淡路大地震，或是至今仍令人記憶猶新的三一一東日本大地震，罹患肺炎而死亡的人不在少數。所謂前車之鑑，正因為這樣的慘痛教訓，希望大家務必將牙刷等口腔清潔用品放入防災包包裡面。

如果遇到手邊沒有牙刷的情況，可以試著將海綿、紗布或手帕等沾濕後擦拭牙齒，對於維持口腔清潔也會有一定的效果。

自我檢測：你的唾液分泌量足夠嗎？

正在閱讀本書的你，唾液分泌量是否充沛呢？

唾液分泌不足的症狀被稱為口腔乾燥症（以下簡稱為口乾症）。視症狀而定，有的人口乾狀況比較嚴重，這時就需要接受治療，但也有人對於口乾的意識很薄弱，這種無自覺的「隱性口乾症」患者應該為數不少。

治療口乾症的口腔外科與牙科，會使用口腔水分計或壓力測定器來檢查口腔是否過度乾燥。由於口腔乾燥與壓力也有關係，所以藉由唾液分泌量的觀察，也可同時檢測壓力的程度。

我們一般人並沒有這樣的器具，該如何進行自我檢測呢？本書提供了一份檢查表，你可以藉著這份表單的輔助，自我檢查是否有口乾症的狀況。填寫表單時，請在吻合的項目上打勾。

完成檢測之後，你的狀況如何呢？**有一個項目吻合就代表可能有口乾症，如果有三個以上的項目吻合，高度懷疑就是口乾症。**

口乾症自我檢查表

① 口腔乾燥的感覺已經持續三個月以上	☑
② 口中總是覺得黏黏的	□
③ 口腔或舌頭乾燥到有刺痛感	□
④ 舌頭有粗糙感	□
⑤ 不易分辨食物的味道	□
⑥ 嚼不動也嚥不下比較乾的食物	□
⑦ 會不停地喝水	□
⑧ 半夜常醒來喝水	□
⑨ 口中黏黏的，而且造成說話困難	□
⑩ 容易有牙結石	□
⑪ 蛀牙增加	□
⑫ 有口臭	□
⑬ 安放假牙時容易弄傷口腔	□
⑭ 假牙容易鬆脫	□
⑮ 患有糖尿病	□
⑯ 常打開嘴巴以口呼吸	□
⑰ 口中容易發炎或容易發生口角炎	□

＊有一個項目吻合就代表可能有口乾症，如果有三個以上的項目吻合，高度懷疑已罹患口乾症。

口腔一旦有不舒服的症狀，當然應該到牙科或口腔外科就診。但是別忘了自己也要努力，請試試本書介紹的耳下按摩吧！口乾的症狀如果因為按摩而有所改善，請持續按摩。

如果符合第⑮項「患有糖尿病」，請確實接受治療。口乾症是糖尿病的自覺症狀之一，如果不針對病因進行治療，光是按摩也無法根本解決問題。

如果符合第⑯項「常打開嘴巴以口呼吸」，也有必要進行呼吸的矯正。相關方法請參見第五章。

引發口乾症的疾病中，也有一些症狀無法藉由耳下按摩獲得改善，這部分請參見下一章的說明。

你分泌的是哪一種唾液？

還記得之前提到的唾液腺嗎？再簡單複習一下。

唾液大部分是由大唾液腺分泌。大唾液腺包含耳下腺、顎下腺與舌下腺。**唾液又分成清稀唾液（漿液性）與黏稠唾液（黏液性）**，耳下腺只分泌清稀唾液，顎下腺與舌下腺兩種都分泌。

按摩耳下的時候，耳下腺會受刺激而開始分泌清稀唾液。

口乾症的檢查表中有一項是「口中總是覺得黏黏的」，這是清稀唾液分泌不足所引起的症狀。

身體均衡地分泌出清稀唾液與黏稠唾液，可以保持口腔的濕潤。如果這個平衡被打破，黏稠唾液變得比清稀唾液多，就可能會造成說話困難或口臭。

為什麼清稀唾液會減少呢？問題出在耳下腺分泌功能變差，清稀唾液因此無法順利分泌。壓力等因素會造成緊張，一個人處於緊張的狀態時，耳下腺的唾液分泌會變得較為遲鈍。

關心健康的人對**自律神經**、**交感神經**、**副交感神經**等名詞並不陌生，近年來這些詞彙已經成為健康話題的關鍵字。有些讀者也許還不明白，本書對此簡單說明一下。

當我們想做某個動作時，腦部會發出指令，傳遞到神經，再傳送到肌肉，然後才產生動作。相對地，和自己意志無關、屬於自主作用的是自律神經。心臟不能按照自己的意思停止運作，這就屬於自律神經的作用。不只心臟跳動，其他包括腸胃蠕動、體溫調節等，自律神經在我們的生存上扮演著極為重大的角色。

自律神經分為**交感神經**與**副交感神經**。**交感神經在情緒緊張的時候比較活躍，副交感神經則在情緒放鬆時占優勢**。

耳下腺的清稀唾液，會在副交感神經占優勢時分泌。換句話說，清稀唾液是在心情放鬆的時候分泌，若因為壓力過大而身體處於緊張狀態，清稀唾液就很難正常分泌。

如果身心持續處於緊張狀態，清稀唾液的分泌量持續降低，人體的免疫力就會隨之下降。

一旦免疫力下降，不僅身體容易受到細菌感染，還可能會加速癌細胞的增生與繁殖。

也就是說，**清稀唾液的分泌如果減少，身體就會變得比較容易生病**。可以完全靠按摩耳下來解決嗎？可惜沒那麼簡單。

只是按摩耳下，並不能大幅提高免疫力。

如何增加清稀唾液的分泌？

按摩耳下可以增加耳下腺的物理性刺激，的確可以幫助口腔分泌唾液，是改善口乾症的療法之一。但是，只靠按摩耳下並不能讓副交感神經變得活躍。

有些牙科或口腔外科醫生指出，按摩耳下可以幫助清稀唾液湧出，副交感神經也會同步變得活躍，但是，要達到這種效果，有一個前提，那就是按摩耳下的時候，心情必須是處於放鬆的狀態。

按摩耳下的確很舒服，花點時間慢慢按摩，有的人會因此不再緊張，一改本來交感神經活躍的狀態，換成副交感神經占優勢。然而，放鬆的方式因人而異，有人按摩耳下並不能因此得到放鬆。

尤其是精神壓力造成的緊張，情況很難輕易被「扭轉」，一直占優勢的交感神經霸占著舞台，副交感神經不容易得到出頭的機會。這個問題想要得到解決，還必須做一件事。

讀到這裡，也許有的人心想：「咦？醫生你不是說只要按摩耳下一切就會變好嗎？」請放心，要讓副交感神經變得活躍，同樣是「按摩耳下」沒錯。

只是這次按摩的地方與前面所提到的不同。耳朵後面有一塊凸起的骨頭，這塊骨頭的下方才是要按摩的地方，和耳下腺有一小段距離。詳細的按摩方式也是整理在第五章，這裡同樣先進行一個小小的體驗。

這個耳下按摩的目的是為了使副交感神經變得活躍，一開始請先確認按摩點。手指觸摸耳朵後面，可以摸到一塊凸起的骨頭，這塊骨頭叫做「乳突骨」。在這塊骨頭下端的後側可以摸到一個凹陷處，這裡是針灸的穴位，稱為**「完骨穴」**。

讓口腔更滋潤的耳下按摩

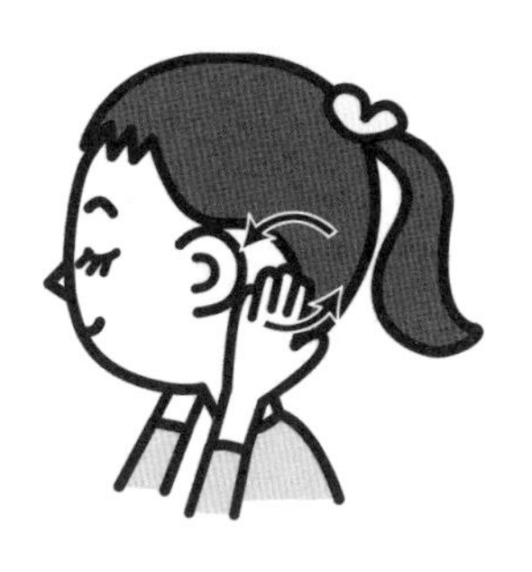

閉上眼睛調整呼吸。將拇指之外的四根手指放在耳後凸骨下方的凹陷位置，由後向前反覆揉壓十次。

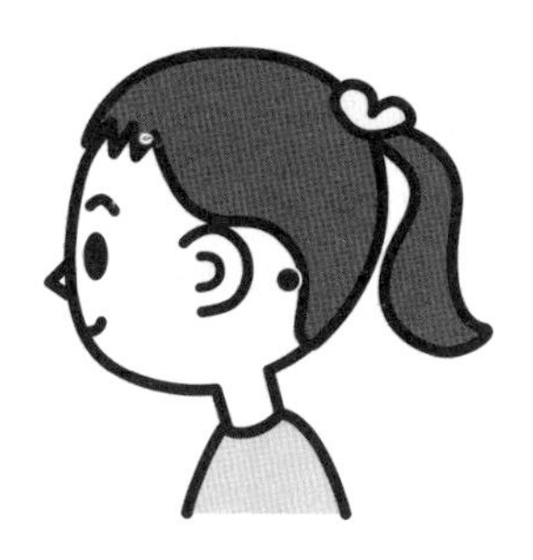

請先確認按摩的正確位置。兩耳後方有一塊凸起的骨頭，骨頭後方下端的凹陷部位就是按摩的中心點。

找到完骨穴的位置之後，按摩的方式和耳下腺一樣。閉上眼睛，全身盡量放輕鬆，拇指之外的四根手指放在左右兩側的完骨穴上，從後面往前面繞圈，反覆揉壓十次。

有沒有什麼感覺？如果覺得身體得到舒緩，表示這個按摩已經發揮了放鬆身心的效果。

●刺激穴位，讓副交感神經占優勢

牙科與口腔外科醫師通常會指導口乾症的患者按摩大唾液腺，也就是按摩耳下腺、顎下腺與舌下腺這三大唾液腺，藉由按摩來促進唾液的分泌。前文介紹的耳下腺按摩就是其中的一個方式（參見P.13）。

為了增強記憶，這裡再複習一遍：顎下腺與舌下腺會分泌清稀與黏稠兩種唾液，耳下腺只會分泌清稀唾液。

接下來進入本篇重點。黏稠唾液是交感神經占優勢時所分泌的唾液，清稀唾液則是副交感神經占優勢時所分泌的唾液。由此可知，當交感神經占優勢的時候，即使按摩大唾液腺，也無法分泌多量的清稀唾液。

在我的牙科診所中，每次我為病患進行拔除智齒的手術時，都會對患者進行放鬆的心理療法，避免病患的血壓升得太高。雖然手術都會施打麻醉，身體幾乎不會感到疼痛，但是患者會因為情緒緊張，交感神經變得很活躍，如此一來就可能會造成血壓上升，因此必須先讓患者放鬆才行。

催眠療法是讓患者放鬆的一個方法。聽到催眠，相信不少人的腦中會浮現曾在電視上看到的催眠術。事實上，**「催眠療法」和「催眠術」完全不一樣。**催眠術會控制被催眠者，讓被催眠者彷彿變成另一個人——這種作法絕對不會在催眠療法中出現。

後續的章節會進一步詳細說明「催眠」，在本章中讀者只要先記住催眠有放鬆的效果即可。已經有人研究如何將催眠應用於醫療當中，在這些研究中，完骨穴（參見P.161）被認為是一個「誘導催眠的穴位」（《可應用於牙科疼痛管理的穴位刺激療法》，福岡明著，日本齒科評論社出版）。

●清泉湧現：按摩耳下幫助分泌清稀唾液

「穴位」之說誕生於古代中國的東方醫學（在此簡稱為中醫），更完整的說法是「經穴」。中醫認為有一種稱為「氣」的生命能量在體內循環。「氣」這個字裡面有一個「米」，意謂著四面八方中的「八方」，象徵著能量「擴及八方」，也就是生命能量得以廣布的意思。

不少詞彙包含著「氣」這個字，例如「氣氛」、「氣力」、「脾氣」、「習氣」等等。科學上無法證明「氣」的存在，人體可以藉由感覺去理解嗎？

「氣」經由被稱為**「經絡」**的人體通道傳送到全身，穴位就位於這些經絡上。透過插針、燒灸等方式刺激穴位，可以讓氣的流動更為暢通，進而發展出以針灸治療來改善身體的不適。甚至在沒有醫師的幫忙之下，自己也能揉壓穴位，給予刺激。

以完骨穴為例，適當地刺激這個穴位可以改善**頭痛**、**肩頸僵硬**、**眼睛疲勞**、**暈眩**等症狀，**完骨穴也是活絡副交感神經的穴位**。

按摩耳下腺是透過物理性刺激來促進清稀唾液的分泌，但如果只是這樣，仍無法徹底改善唾液分泌的狀態。對於患有口乾症的人而言，按摩耳下只能保有一時的濕潤，口腔很快就恢復乾燥。

但是，如果除了按摩耳下腺之外也按摩完骨穴，就能幫助副交感神經變得活躍，也就可以因此促使口腔分泌清稀唾液，改善口乾舌燥的情形。

耳下按摩除了可以幫助口乾症的患者，對於長期身體感到不適，或是身體並無不適但想要預防疾病的人而言，按摩耳下也是很好的保健方法。別忘了，常常保持口腔的濕潤絕對是非常重要的事！

第2章

正視「口乾舌燥」，絕不只是喝水就好

口乾症的罹患率急速增加

口腔乾燥症簡稱口乾症，年紀愈大愈容易有這樣的症狀。一般患病的高齡者最明顯的症狀就是「口乾到半夜醒來」、「一早醒來覺得嘴巴好乾」。白天雖然嘴巴不覺得那麼乾燥，到了晚上就會變得很乾。

即使是健康或年紀較輕的人，夜間的唾液分泌量也會比較少，如果口腔乾到半夜醒來好幾次，已經對生活造成困擾，這時就表示有必要接受治療。建議至牙科或口腔外科就診，近來也有一些醫院會開設口乾症的專門門診。

口腔乾燥是口乾症的主要症狀，但並不是唯一的症狀。口乾症有各種自覺症狀，詳列在前一章的「口乾症自我檢查表」中，這些項目包括了蛀牙增加、不易分辨食物的味道等等。

不過，也有人雖然吻合了檢查表中的幾個項目，卻不覺得口乾。例如，如果平日就習慣不停地喝水，藉由水分的補充保持口腔濕潤，這樣的人就比較不會明顯地察覺出自己有口乾的問題。

利用按摩耳下來解決口乾的方法，在本書第一章已經有了初步說明與介紹，但是，如果本身不覺得自己有這方面的問題，就會缺乏執行的動力。又或者，如果不瞭解耳下按摩有什麼好處，也難以身體力行、付諸行動。

有鑑於此，這一章就來談談口乾症的嚴重性，瞭解一下口乾會招致各種身體上的不適，甚至可能引發致命疾病的狀況。近年來不只是中高齡，年輕型的口乾症也在增加中。為了幫助大家預防口乾引起的不適症狀，避免可怕的疾病找上門，請進一步認識口乾症。

為什麼口腔會乾燥？

老年人罹患口乾症，除了唾液分泌功能隨著年紀增加而逐漸衰退之外，還有一個很大的原因。

不只是唾液分泌量不足造成口乾，其實分泌的唾液性質也產生了變化。有人會覺得口中黏黏的，這也是口乾症的症狀之一。

唾液分泌的功能衰退，有時是因為服用的藥物引起副作用。近年來，進入中高齡的人不少都有高血壓的症狀，而且人數持續增加，服用降血壓藥物的人也就隨之變多。有的人吃了降血壓藥會導致分泌的唾液量變少，所以醫學上普遍認為，中高齡的口乾症有不少是受藥物副作用的影響。不只降血壓的藥，其他還有許多種會引發口乾症的藥物。

口乾症與壓力也有很大的關聯。在第一章曾經提到，清稀唾液是在副交感神經占優勢時分泌，如果因為壓力而持續過著交感神經占優勢的生活，就無法順利分泌清稀唾液，口腔也會因此變得黏黏的。除了唾液種類的分泌受到限制，有的人也會因為壓力導致整體唾液量減少。

另一方面，有些人晚上睡覺時會張著嘴，這樣很容易引起夜間口乾。一個鼻子呼吸功能不好的人，無法以鼻子順暢地呼吸，自然而然就改以嘴巴呼吸，如此一來，潤滑口腔的唾液容易蒸發，當然就會感到口乾舌燥。

透過鼻子進行呼吸叫做**「鼻呼吸」**，透過嘴巴呼吸就稱之為**「口呼吸」**。近來口呼吸的人數大量增加，而且其中有些人不只晚上睡覺時張開嘴巴，連白天也會張嘴呼吸。嘴巴持續呈現張開的狀態，口腔便無法保持濕潤，在外觀上也容易給人一種散漫邋遢的印象。

口呼吸也可能是牙齒咬合不正或假牙不合適所致。有的人因為咬合不正，嘴巴無法很好地閉合，或是安裝的假牙不合適，致使嘴巴不能完全閉上，如果有這種情形，建議至牙科或口腔外科就診，根本解決問題。

近年來，因為生活習慣不佳而以口呼吸的人也愈來愈多。現代人生活步調很快，有些人吃飯並沒有好好地咀嚼，長久下來下巴的肌力衰退，也因而導致嘴巴無法完全閉合，時常口乾舌燥。

●疾病也會造成唾液分泌困難

除了年紀增加或生活習慣不良，疾病也會導致口乾症的發生。

修格蘭氏症候群（俗稱乾燥症候群）主要的症狀就是**口乾、眼乾**。

與類風濕性關節炎一樣，修格蘭氏症候群也是自體免疫性疾病。免疫系統有一個很重要的功能，那就是分辨出什麼物質或細胞是屬於「自己的」，什麼又是屬於「不是自己的」。

舉例來說，當病毒入侵體內，免疫系統啟動辨識機制，明確地辨別敵我，並且對病毒展開攻擊。

一旦身體中形成了異常細胞，這些細胞和所謂的「自己的細胞」不一樣，免疫細胞也會加以處理。不過，如果免疫力下降，異常細胞就會逃過免疫系統的監測，在不被察覺的狀況下，增生成為癌症。

另一方面，當免疫系統無法正常運作，已經分不清敵我，即使是正常細胞也可能會受到攻擊，這時就會出現自體免疫性的疾病。

知名的自體免疫性疾病就是「類風濕性關節炎」，導因於免疫細胞攻擊自己的關節。修格蘭氏症候群則是免疫細胞攻擊自體的唾液腺與淚腺，引起口乾與眼乾的不適症狀。

在診斷口乾症的時候，會先檢查是否為修格蘭氏症候群。因為兩者的治療方式並不相同。

修格蘭氏症候群被列為難治之症，在接受專業醫生的治療之下，醫生會指導患者按摩唾液腺，藉此促進唾液分泌。其中的原理其實與本書所提到的耳下按摩基本上是相同的觀點。

除了修格蘭氏症候群，舌癌等口腔癌患者，以及喉癌、咽頭癌的病患，在接受醫院治療的過程中，常會接受放射線治療，口腔及周遭部位很容易接觸到放射線，唾液腺會連帶遭到破壞。

糖尿病也會出現喉嚨與口腔乾燥的症狀，這是很多人都知道的事。隨著糖尿病的病情發展，體內的水分不足，唾液的分泌也會減少，口腔與喉嚨自然就會變得乾燥。除此之外，腎臟病的患者也通常會有口乾舌燥的狀況。

●口臭&加齡臭的口乾困擾

口乾症伴隨著各種症狀，其中包括口臭。口臭的人自己常常沒有發覺，通常是一直到家人告知時才知道自己有口臭問題。

在擁擠的電車內聞到旁邊的人有口臭——你有過這樣的經驗嗎？強烈的口臭實在令人難以忍受，於是總會非常擔心：萬一自己也散發出這樣的臭味，那該有多麼尷尬啊！

為什麼口乾會引發口臭呢？**原因就在於，口腔乾燥的情況下，細菌容易大量繁殖，因此容易造成口臭。**原本充分的唾液具有沖洗細菌的自淨作用，一旦自淨作用下降又遇上有細菌繁殖，惡性循環之下就會形成令人困擾的口臭。

步入中高齡之後，有的人身上還會散發出之前沒有的體臭，因此誕生了「加齡臭」這個詞彙。當年紀愈來愈大，一想到自己是不是也會有加齡臭，心裡面就非常憂慮。而所謂的「加齡臭」也有可能是口乾症所引起的口臭。

造成蛀牙與牙周病的病菌，容易趁著口腔乾燥時繁殖，造成口臭的細菌也是如此。這些細菌被稱為「嫌氣性細菌」，又稱為厭氧菌，它們把口中的食物殘渣當成養分，在口腔中繁殖增生。

乾燥的口腔是這些細菌增生的理想環境。也就是說，**口乾又沒做好口腔清潔，嫌氣性細菌就會趁機迅速增生、繁殖**。

嫌氣性細菌是由散發臭味的硫化氫組構而成，如果附著在舌苔上，就會引起難聞的口臭。

舌苔是舌頭表面上的苔狀物，刷牙時一定要經常以牙刷清理舌苔，做好清潔的工作。如果已經罹患了口乾症，刷牙時又只顧著清潔牙齒而放著舌苔不管，細菌持續增生，口臭將如影隨行。

牙周病和口臭的關聯性特別強。如果牙齒與牙齦間的牙周囊袋遭受牙周病菌入侵，狀況持續惡化，就是所謂的牙周病。牙周囊袋隨著病程發展會逐漸加深，並在被侵蝕的過程中釋放出甲基硫醇等發臭物質。

如果牙周病持續惡化，牙齦會開始流出膿液，同時伴隨著難聞的臭味，最終致使牙齒脫落。所以一旦發現有牙周病，請務必及早治療，而口乾的狀況也一樣要儘早尋求合理的解決對策。

口內菌叢的狀態反映出口腔環境

一提到細菌，很多人常常誤以為細菌都是不好的，但其實也有好的細菌，**口腔內同時住著好菌與壞菌。**

提到好菌與壞菌，許多人會想到腸內細菌。近年來「腸道菌叢」被廣泛研究，是一個逐漸為人所熟悉的詞彙。

腸道菌叢的英文寫成intestinal microflora，flora原指植物群，也就是說腸道內的菌種會像植物群聚而生一般，共同生存在腸道內，並且互相爭奪勢力。

當好菌取得優勢，腸道就是健康的狀態，如果壞菌增加了，人就容易生病，這樣的道理現代人應該都不陌生。

而像這樣的好菌、壞菌的消長機制並不只存在於腸道內，口腔裡也有「口內菌叢」，好菌與壞菌的勢力變化同樣會影響健康。

一個成年人口腔中的細菌種類大約有三百至七百種。至於細菌的數量，平時充分咀嚼的人大約有一千億至兩千億個，不太咀嚼的人就多得多了，大約有四千億至六千億個細菌量。

口腔內的細菌有好菌與壞菌，而且與腸內細菌一樣，細菌除了好、壞之分，也同時有「日和見菌」（中間菌）的存在。

日和見菌可以說是見風轉舵的傢伙，當體內的好菌占優勢時，它就會變成好菌，反之，如果壞菌居上風，它就加入壞菌的行列。總之，維持良好的口內環境，就是營造了一個好菌容易增加的優良環境。

維持好菌的良好生存環境當然有方法，方法之一就是清潔口腔。無庸置疑，一提到清潔口腔第一件事當然就是要**認真刷牙**，即使是不愛刷牙的人，也請至少晚上睡覺前要刷一次。壞菌以口中的食物殘渣作為繁殖的養分，所以一定要把口腔清潔乾淨。

另一個重要的關鍵就是必須維持口腔濕潤。也就是說，口乾症患者的乾燥口腔是最適合壞菌的環境。所以如果想建立一個健康環境，幫助口內菌叢中的好菌生長，口乾症的治療可以說是相當重要的。

●口乾不想說話，飲食也失去樂趣

中文有句「油嘴滑舌」的成語，所以一般人聽到「滑舌」很容易就以為這個詞只有負面的意思。其實在日語裡也有「滑舌」這個詞彙，意義可是與中文大不相同呢！

按字義解釋，「滑舌」就是舌頭滑溜，衍生出來的意思就是口齒清晰、發音清楚，說話讓別人很容易聽懂。日本的廣播新人在受訓時，「滑舌」是訓練項目之一，重要性可見一斑。

有些老年人說話含糊不清，所說的內容實在令人難以理解，這其實有可能就是口乾症所引起的症狀。

當我們的口腔過於乾燥時，舌頭的捲曲與滑動會受到阻礙，口齒表達難以清晰。當口腔失去潤澤，舌頭的靈活度隨之變差，自然就無法順利地說話。

對談的時候，如果不能理解對方在說些什麼，對話就很難繼續下去。漸漸地，老人家不論是和家人或朋友交談，對方開始會因為聽不懂而覺得與老人家談話是件麻煩的事，久而久之也就使得上了年紀的高齡者逐漸失去了與人交流溝通的機會。

舌頭不靈活與聽力衰退一樣，都會增加老年人與他人交談上的困難。

與人交談的機會變少，獨自發呆的時間相對就變多，如此一來，腦部接收的刺激就會大量減少，這種狀況下的老年人比較容易引發失智症。所以可以這麼說，老年人如果有口乾症，罹患失智症的風險將同步升高。

味覺出現變化是口乾症的另一個症狀，這個症狀帶來的困擾往往出乎病患的意料之外。

人類之所以會感受到各種食物的味道，主要憑靠的就是舌頭表面的味蕾細胞產生味覺。但是患有口乾症的人舌頭會乾燥、發炎，味蕾細胞在這種狀況下無法正常運作，味覺於是改變，進食時再也吃不出食物的美味。

所謂食物的味覺，廣義來看還包括了嚼感與口感，所以並不只是舌頭的感受而已。一旦口腔變得乾燥，麵包和糕餅等乾燥的食品便容易黏附於口腔黏膜上面，這時候就會覺得食物太乾、口感不佳，甚至無法好好地咀嚼進食。口乾還會使得吞嚥變得困難，到了這種時候，品嘗美味根本已經是天方夜譚。

也許並不是每一個人都很注重飲食的品質，所謂「美食」的看法也往往因人而異，但是對於一位愛好美食的人而言，口乾症所導致的味覺改變絕對是一件令人相當痛苦的事。

口乾症除了引起舌頭發炎，還有可能進一步造成舌頭表面龜裂。

口乾症如果持續惡化會進一步造成口內菌叢的生態失衡，形成壞菌取得優勢的狀態，口腔的免疫力也會因此下降。這個時候，患者的舌頭上有可能會受到真菌的感染，長出白色的黴狀物，在醫學上稱之為「口腔念珠菌」，屬於一種在口中繁殖的黴菌（真菌）。

提到真菌，在這裡補充一個資訊。最近的研究指出，病因至今成謎的阿茲海默症，其發病的原因與真菌感染有所關聯。

●流感最愛口乾舌燥的人

唾液分泌不足的人，口內菌叢的壞菌會占上風，免疫力會因此下降，也意味著人體的防禦機制會隨之變差，這時如果有外部入侵的病毒或病原菌，身體會失去以往健康狀態時的抵抗能力。

人體和外在環境接觸最頻繁的就是口與鼻。以鼻子呼吸的時候，當病毒或病原菌從鼻子進到口中，由於口腔內的唾液含有殺菌成分，此時如果唾液量足夠，在口腔內就可以擊退病菌，預防感染，可見口腔免疫力的重要性。

然而，口乾症會使得口腔的免疫力下降，病毒或病原菌在口腔沒被擊退，因此得以留在體內增生、繁殖。

由於唾液中有擊退病毒或病原菌的成分，可以發揮抗病毒作用以及抗菌作用，所以**即便只是口腔變乾燥，就會大大提高身體受感染的風險！**

對老年人來說，不只是口腔的免疫力低落，往往全身的免疫力都不佳，一旦感染病毒或病原菌，狀況將會更形惡化。尤其要特別注意流感與肺炎。

流感好發於每年冬天，主要症狀是出現高燒以及全身倦怠等，不適症狀比一般的感冒嚴重許多，一旦染上流感，往往讓人感到相當難受。老年人因此而死亡的例子更是不在少數，請務必要小心提防。

肺炎則位居日本人死亡原因的第三名，六十五歲以上的高齡患者死亡率更高達百分之九十以上，而且幾乎都是吸入性肺炎，也就是引發肺炎的細菌因故進到氣管裡面，進而造成肺部感染。

導致老年人發生肺炎的主要原因是進食時的嗆咳。原本吃進體內的食物會順利地從口腔被送到胃裡面去，但是隨著身體老化，喉嚨的肌肉退化，吞嚥時容易產生嗆咳，也因此讓病原菌有機會進到氣管裡。

吞嚥要順利必須有充沛的唾液，如果口腔分泌的唾液量減少，進食的時候就很容易發生嗆咳。

如果唾液能夠足量分泌，口內菌叢的好菌就能得到生存優勢。即使老年人因為咽喉肌力退化而不免發生嗆咳，但是在此之前，那些引發肺炎的病原菌也已經被口腔的免疫系統擊垮了。

●預防蛀牙的自體武器

前文已經提過，口乾症的患者容易蛀牙，這是因為唾液有沖掉蛀牙細菌的作用，所以唾液的分泌量減少，蛀牙的機率就會比較高。說得更仔細一些，唾液可以中和侵蝕牙齒的酸性物質，而且能幫助修復輕度的蛀牙。比起唾液量少的人，唾液分泌量充足的人比較不容易有蛀牙的困擾。

唾液對預防蛀牙的功效，只要觀察某一顆牙齒就能明白。這一顆牙齒就是上排從後面數來的第二顆牙齒。人類的臼齒可以試著如下排序：由犬齒往後算，依序是第一小臼齒、第二小臼齒、第一大臼齒，再來就是第二大臼齒，也就是我們所要觀察的這一顆牙齒。

牙齒的名稱（恆齒）

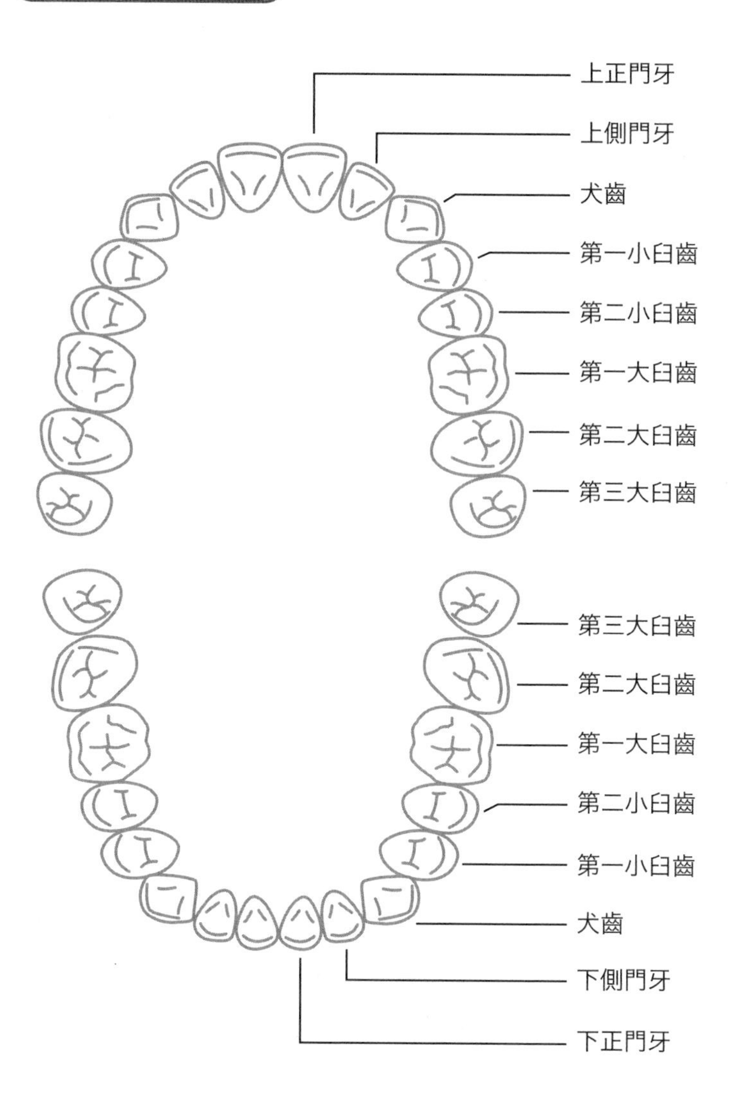
上正門牙
上側門牙
犬齒
第一小臼齒
第二小臼齒
第一大臼齒
第二大臼齒
第三大臼齒
第三大臼齒
第二大臼齒
第一大臼齒
第二小臼齒
第一小臼齒
犬齒
下側門牙
下正門牙

一般唾液分泌量普通的人，如果不刷牙就可能會蛀牙，但就算是這樣，與其他牙齒相比，第二大臼齒並不容易蛀牙！

為什麼呢？這正是因為三大唾液腺中的耳下腺導管開口部位就緊靠著第二大臼齒。因為位處唾液腺的導管開口附近，不斷有唾液沖洗著這顆牙齒，所以第二大臼齒比起其他牙齒，發生蛀牙的機率要低得多。

第二大臼齒的後面是第三大臼齒，也就是所謂的智齒。智齒是人體最後長出來的恆齒，一般長智齒的年紀快則十八、十九歲，慢則二十、三十歲。

智齒如果長得不整齊，大多會直接請牙醫師拔掉，但是就算長得整齊，智齒蛀牙的機率也比第二大臼齒要來得高。這是因為智齒距離耳下腺的開口部位比較遠，不像第二大臼齒那樣一直有較多量的唾液可以幫忙保持清潔，牙齒上的蛀牙細菌如果無法被唾液帶走，就會比較容易蛀牙。當然，刷牙時愈後面的牙齒愈不易清潔也是一個很重要的原因。

位於前面的牙齒也不容易蛀牙。尤其是舌尖前的兩顆門牙（下正門牙），位置靠近舌下腺的開口，唾液沖洗細菌的力道最強，在前面這些牙齒之中，這兩顆牙最不容易蛀牙。

總歸一句，愈靠近唾液湧出口（唾液腺的開口部位）的牙齒，蛀牙的機率愈低。由此反推，如果這些位於唾液湧出口的牙齒蛀掉了，那就有可能是唾液的分泌力太低了。

●壓力會讓嘴巴變得黏黏的

口乾症的患者原本以高齡者居多，但近年來年輕人的罹患率也有增加的趨勢，一般認為主要是壓力所致。

對於大部分的人而言，承受壓力常常被視為是負面的事情，想到就覺得討厭，但是人只要活著就不免會有壓力。

我們的情緒深受壓力的影響，因為承受壓力而感到緊張，因為壓力得到紓解而覺得放鬆。

壓力自古以來始終存在，只是現代人承受的壓力更為多元。現代人常常會因為複雜的人際關係而產生精神壓力；電腦與智慧型手機的普及雖然帶來了便利，卻也同時帶來了科技壓力……與以前的時代相比，現代人的壓力在「質」的方面起了變化。

現代人承受壓力的時間長度也長得多。有不少人甚至一直處於壓力無法好好獲得釋放的環境，情緒緊繃的時間比放鬆的時間來得長。

我們的身體藉由緊張與放鬆不斷進行著一種調節作用，也就是交感神經與副交感神經的切換，我們在兩者的切換之間維持著生活的高低節奏。

舉例來說，上班族白天工作時處在交感神經占優勢的緊張狀態，下班後回到家，情緒得到放鬆，副交感神經變得活躍。如果能夠保有這樣的生活規律，身心的狀態有緊有鬆，免疫力就會提升，身體較不易出現不適症狀。

但是如果持續加班工作到很晚才回家，入夜後身心仍然無法放鬆，或是即使沒有加班，卻也為了工作不順一直煩惱不已，回到家之後也不能好好休息，如此一來，有緊沒有鬆，交感神經持續活躍，自律神經的切換就會失靈。

交感神經一直占上風，不但情緒緊張無法放鬆，而且還會發現口腔總是覺得黏黏的。記得嗎？第一章提過唾液分成兩種，一種是清稀唾液，一種是黏稠唾液。

當我們處於緊張狀態，也就是交感神經占優勢時，分泌的唾液主要是黏稠唾液；當我們心情放鬆，也就是副交感神經居上風時，清稀唾液才會湧出。

也就是說，如果口中有黏稠感，就證明交感神經持續處於優位狀態，這很有可能是因為壓力無法順利排解所造成。

更嚴重的是，如果緊張的情緒始終揮之不去，可能最後會連黏稠唾液也流不出來。因為緊張過度而變得口乾舌燥的經驗相信大部分的人都有過，有人甚至在極度緊張的時候，會不自覺地吞嚥口水，藉此緩解緊繃的情緒。這主要就是因為極度的壓力導致唾液分泌產生困難。

近年來，孩童因為考試與運動比賽而出現口乾的症狀，由父母陪同到牙科或口腔外科就診的案例持續增加中。治病要治本，除了醫學上提供治療之外，也請別忽略了情緒舒緩才是最根本的事！在孩子的成長過程中，給予孩子充分放鬆的時間是很重要的。

●分泌清稀唾液可以提升免疫力

副交感神經變得活躍時可提高免疫力，相信很多人對此已經有相當深刻的瞭解。但身為一名醫師，我仍希望再多談一些。

交感神經與副交感神經都是自律神經的一種。自律神經為了調節內臟器官的運作，二十四小時不停歇地工作。

一天之中，有時是交感神經占優勢，有時則是副交感神經居上風，兩者彼此切換，構成我們生活的節奏。

副交感神經在身體放鬆時處於優位狀態。人體原本就設計成白天活動、晚上休息，於是白天交感神經占優勢，晚上換成副交感神經變活躍，這樣的切換對人類來說應該是再自然不過的事了。

雖說如此，白天也不可能放任交感神經一直占優勢，以上班族為例，上班時也會自動找一些時間休息，因為不間斷地工作是相當疲累的事情，只有找空檔讓副交感神經變得活躍一些，工作壓力才能暫時得以紓解。

當身心放鬆，**副交感神經處於優位時，免疫細胞就會活絡起來，開始修復受傷的細胞，同時也會積極啟動巡邏、監測體內的功能。免疫細胞在體內巡邏監測時，如果發現可能癌化的異常細胞就會加以清除。**

然而，現代人並不懂得放鬆，或者也可以這麼說，大部分的人都處在沒時間放鬆的環境中。

最典型的狀況莫過於工作的時間過長，許多人忙於工作，從早到晚一直被時間追著跑。除了工作本身所需耗費的體力與心力，工作帶來的壓力也會在無形中讓身心無法充分休息、放鬆。

因為科技的發達，我們的生活變得便利了，但也因為這樣，反而造成我們晚上很多時候該休息不休息，大腦仍相當活躍。原本人類應該在夜間得到身心的放鬆，但是往往此時交感神經仍處於優位。

相信有不少人曾經深夜時還在收看衛星實況轉播的運動競賽，像這樣熬夜觀看競賽會讓人處於興奮狀態，交感神經持續活躍。

我們現代人離不開許多3C產品，一整天持續使用著電腦與智慧型手機存取最新資訊，這樣的生活型態已經普及化。這樣的生活同樣會帶來緊張感，交感神經占優勢。

深夜不就寢，造成睡眠不足，睡眠不足使得副交感神經無法取得優勢，長期在這種狀況下，身體細胞的自我修護功能根本無法充分發揮。

結果會發生什麼事呢？最直接的就是免疫力下降！免疫力簡單地說就是抵抗疾病的力量，免疫力一旦下降代表人體的防禦力量變弱。

當交感神經持續占優勢，免疫力逐漸低下，我們的口腔又會出現什麼變化呢？沒錯，就像前文所提到的，人體免疫力不佳的時候，**口腔分泌的唾液中，黏稠唾液會增加。**

如果開始覺得嘴巴裡一直都黏黏的，這就是免疫力下降的信號。反過來說，想要提高免疫力，一定要讓身體分泌足量的清稀唾液才行。

如果不能放鬆，清稀唾液就出不來

清稀唾液是從哪裡湧出的呢？

為了增強相關知識的印象，再簡單複習一下。

唾液主要由三大唾液腺分泌出來，這三大唾液腺分別是耳下腺、顎下腺與舌下腺。**耳下腺只負責分泌清稀唾液，顎下腺與舌下腺則同時會分泌出清稀唾液以及黏稠唾液。**

如果覺得嘴巴裡黏黏的，就代表耳下腺幾乎沒有流出唾液，清稀唾液太少才會覺得嘴巴黏黏的不舒服，而本書提及的耳下按摩就是為了要幫助這樣的人刺激耳下腺分泌唾液。

第一章曾經介紹耳下按摩。耳下按摩有兩種，其中一種的目的是為了促使口腔分泌清稀唾液，按摩的位置在耳下的前方，藉由按摩這個部位，可以給予耳下腺物理性的刺激。

但是如果只有這麼做，雖然可以增加清稀唾液的分泌量，卻無法真正解決根本問題，那就是副交感神經仍然無法占優勢，免疫力也不會提升。

也就是說，按摩耳下前方，可以緩解口中的黏稠感，多少也能改善口內菌叢的狀態，但是無法讓啟動免疫力的副交感神經活絡起來。

想要活絡副交感神經必須再搭配另一種耳下按摩，按摩的地方同樣是耳下，卻不是前方，而是位於耳下後方的**完骨穴**。

按摩完骨穴有助於身心放鬆，完骨穴是啟動副交感神經的穴位之一。適當地按摩這個穴位，不僅能幫助耳下腺分泌唾液，也能帶動顎下腺與舌下腺分泌清稀唾液。

但是，如果承受的精神壓力太大，單單只是按摩完骨穴，有時候仍然無法進入完全放鬆的狀態。

怎麼辦呢？請先別擔心，如果不太懂得如何自我放鬆，在第四章的部分會介紹一些快速放鬆的技巧，按摩完骨穴的時候請同步善用這些技巧，如此一來，就可以幫助自律神經的切換取得平衡，讓交感神經能夠順利切換成副交感神經。

●適當的休息是最好的保健方式

身心呈現放鬆的狀態時，副交感神經處於優位，人體的免疫力上升，在這樣的情況下，身體可能會有哪些反應呢？

最容易理解的就是血壓下降。高血壓會提高心肌梗塞與腦中風的危險，身心放鬆則能使血壓下降。

量血壓的時候，只是簡單地做個深呼吸，讓身體放鬆，血壓值就會下降約五至十毫米汞柱。

有個現象很有趣，有些人在家測量的血壓值很正常，但是在醫院量血壓時總是數值偏高。其實這是很容易理解的一種現象，有些人到醫院去面對醫生會產生心理壓力，情緒感到緊張，結果出現了「白袍高血壓」，也就是在醫院時會呈現高血壓狀態，回家後卻又很正常。

精神壓力對血壓的影響程度可見一斑。如果我們能自己控制在身心放鬆的狀態，讓副交感神經居於優勢，血壓也會隨之下降。

壞膽固醇過高會引起脂質異常症（也稱高血脂症），這種疾病與糖尿病同樣都會因為精神壓力過大而產生惡化。

高血壓、脂質異常症、糖尿病都是血管方面的疾病，血管功能已經不健康了，如果再背負過大的壓力，血管就會很容易受傷，動脈可能持續硬化，進而導致心肌梗塞或腦中風的嚴重後果。

由此可知，情緒管理、紓解壓力對身體健康的重要性。請盡量營造讓自己能夠放鬆的環境，儘可能地減少壓力，藉此達到預防動脈硬化的效果。

副交感神經的開關如果被打開，免疫力會提高，染上傳染病的機率就會因此大大地降低。一個免疫力高的人即使接觸到流感病毒或諾羅病毒，有時候並不見得會受到感染而發病；如果受到感染，也會因為自我修護的能力佳，在惡化之前就已經接受治療而痊癒。

老年人因為肺炎而死亡的風險會隨著年齡的增加而增加，如果能夠著重提升免疫力，就有可能因而避免病況加重。

傳染病的發生與口內菌叢也脫離不了關係。副交感神經活絡時，口腔會分泌充沛的清稀唾液，口中的細菌可以因此維持良好的平衡。口內的環境良好，唾液就能發揮抗病毒與殺菌的作用，許多有害人體的病菌在口腔中就被消滅，無法進一步到身體內產生危害，自體預防傳染病的能力得到強化。

免疫力提升，體內異常細胞「逃過監測」的機率就可能因此降低。人體的免疫力不足，監測有害物質的功能會失靈，即使當下體內只有一個異常細胞，如果這個異常細胞躲過免疫細胞的巡邏監視，異常細胞就會開始反覆分裂增殖，進而癌化，造成重大的危害。

有些耳熟能詳的話其實都是極中肯的提醒與叮嚀，例如：「壓力會導致癌症」、「免疫力下降，癌症就容易找上身」。這些呼籲都是為了提醒人們去改變壓力過大的生活，因為長期的壓力會導致交感神經一直處於優位，對身體會造成傷害。請務必試著在生活中適時地放鬆身心，只要能夠打開副交感神經的開關，就能幫助身體發揮防癌的力量。

第3章

拒絕不良生活方式，愛惜口腔的「水源地」

兒童口乾症正在增加中

原本以高齡患者居多的口乾症，近年來不只年輕人，連兒童患者也在增加中。造成這種情況的因素，除了精神壓力之外，還有其他原因。

很多孩子在進食的時候並沒有養成細嚼慢嚥的好習慣，**咀嚼不足是導致兒童唾液分泌減少的另一個原因。**咀嚼時會活動到下巴的部位，藉此可以刺激三大唾液腺，所以吃東西時細細咀嚼能夠促進唾液的分泌。

食物或食品的軟硬度也會影響咀嚼的程度。水分含量少、口感硬脆的仙貝如果不充分嚼細就難以吞嚥，相反地，水分含量高、口感軟嫩的絹豆腐就算不咀嚼也能輕鬆吞下。

孩子們愛吃的食物，似乎大部分都不需要太多的咀嚼動作就能下肚，像是漢堡、義大利麵以及咖哩飯等。

當然，不只是小孩子，大人們也很喜歡吃這一類軟嫩的食物。就目前的觀察，整體來說，人們似乎變得偏好柔軟的食物了。

進食的時候，如果長期沒有充分發揮咀嚼功能，會造成下巴的肌肉不發達。現在的年輕人下巴比較尖、比較長，或許和這種飲食習慣也有關係。

為了證實現代人的咀嚼次數減少，日本有一項相關的研究。研究人員還原了古人所吃的食物，再將進食時所需要的咀嚼次數與進食時間記錄下來。接著把古人的這些進食數據拿來與現代孩子進食的狀況相比較。（斉藤繁・柳沢幸江《各式料理咀嚼次數指南》，風人社出版）。

研究結果顯示，卑彌呼（彌生時代）的人們咀嚼次數是三九九〇次，進食時間五十一分鐘；源賴朝（鎌倉時代）則是二六五四次，二十九分鐘；德川家康（江戶初期）是一四六五次，二十二分鐘；戰前時期是一四二〇次，二十二分鐘；戰後是六二〇次，十一分鐘。這個研究的結果顯示，日本人進食時的咀嚼次數與進食時間都變少了。

為了增加咀嚼次數，老早以前醫療單位就呼籲「每一口都要咀嚼三十次再吞下」，可是現實是現代人很常吃柔軟的食物，這些食物很快就在口中化開了，根本無法嚼這麼多次。

與其持續呼籲咀嚼次數，不如在菜單中加進需要多次咀嚼的牛蒡與蓮藕等食材，這樣反倒是更實際的方法。只不過，不論是小孩或年輕人，好像對耐嚼的食物往往都敬而遠之。

老年人也是一樣，一旦裝了假牙，咬合力變差，就會比較偏愛柔軟的食物。的確，柔軟的食物比較容易入口，進食的時間也短得多，一旦人們經驗過這些好處，很容易就把「吃軟不吃硬」變成飲食習慣固定下來。

當人們習慣以柔軟食物作為主食，咀嚼的次數就會因此大量減少，唾液的分泌量自然也就變少了。兒童與年輕人的口乾症，一般認為與咀嚼不足的生活習慣脫離不了關係。

●一邊喝茶一邊吃飯＝ＮＧ行為

常常看到不少年輕人會一邊喝冰的保特瓶茶飲一邊吃便當，對於年輕人這種飲食方式，身為醫師的我實在非常擔心。人類進食的時候，原本只要充分咀嚼食物就可順利吞嚥，並不需要在進食的過程中喝那麼多水。

雖說如此，現代人咀嚼次數大量變少，導致唾液量也減少，有些人進食的時候如果不配飲茶水，真的是很難嚥下食物。然而，有些時候不見得是因為吞嚥困難，可能只是為了要快點把東西吃完，所以就把食物混著茶水一起吞下肚了。吃飯的時候配飲茶水、飲料，真的一下子就可以結束一餐了。

現代人外食的機會很多，速食餐飲是很多人的選擇。所謂「速食」就是速速解決吃飯這件事。對於生活節奏緊湊的現代人而言，速食不僅供餐速度快，吃起來也很省時間。

在日本，速食最典型的例子是「拉麵」。雖然店鋪前常常排了很長的人龍，但是其實不必等很久，因為一個人的用餐時間根本不到十分鐘，吃得快的人更是只要五分鐘就能解決一餐。

拉麵附湯，可以半嚼半吞，即使口腔沒有分泌唾液，食物的含水量很充足，完全不會影響進食。

一旦養成「速食」的習慣，吃東西總是又快又急，就會造成咀嚼力衰退。咀嚼力與咬合力息息相關，咀嚼力退化，咬合力就同步衰退，久而久之，人們就會嫌棄那些有嚼勁的食物，覺得吃那些食物很麻煩而懶得吃。

如此惡性循環，對於需要咀嚼的食物愈是敬而遠之，咀嚼力就愈容易退化，結果唾液的分泌量也變得愈來愈少。

●嘴巴懶得動會導致體重增加

常常聽人家說：「吃太快容易變胖。」這絕對不是恐嚇，這是有理論根據的事實哦！

人之所以會有飽足感，源自於大腦裡有個名為「飽食中樞」的感應兼控制器，位於大腦下視丘的側部。人類透過進食提高了血糖值，飽食中樞感應到之後，會依據身體所需要的能量進行判斷，適時發出中止進食的指令。

當飽食中樞判斷所攝取的食物量已經足夠，就會下令：「夠了，不需要再吃了！」這個時候人體就會產生飽足感，食欲會受到抑制。

問題是，從食物進到體內開始，飽食中樞大約需要二十分鐘才能感應到血糖值上升，如果進食的時間不到二十分鐘，就算明明已經吃了足量的食物，也會因為沒有飽足感而過食，進而導致胖肥。

肥胖是引發高血壓、糖尿病、脂質異常症的一大因素。

肥胖、糖尿病、高血壓與高血脂症並稱為「死亡四重奏」，都是容易引發心肌梗塞的危險因子，危險因子愈多，死亡的風險愈高，所以這四種疾病才會被冠上如此可怕的稱呼。

想要降低因肥胖而死亡的風險，節食減重相當重要。

節食減重有不少方法，這些方法之中最有效的就是「慢慢吃」。請記得，人體至少要在進食之後二十分鐘以上，才能刺激飽食中樞。

想要拉長進食的時間，就必須增加咀嚼的次數。而想要增加咀嚼的次數，最好的方法就是在日常飲食中加入需要多次咀嚼的食材。

咀嚼次數增加，咀嚼力會慢慢提高，下巴的肌肉和骨骼受到鍛鍊之後，逐漸就會變得不再排斥有嚼勁的食物。最簡單的減肥方式不是克制食欲、少吃東西，而是每次進食都盡量選擇需要多咀嚼的食物，並且能細細品嘗，如此一來，完全不需要忍耐饑餓也能成功地瘦下來。

最重要的是，咀嚼次數增加可以促使唾液的分泌量變多，口腔因此得以常保濕潤。

唾液大量分泌，口內菌叢會呈現好菌占優勢的狀態，好菌可以幫助人體預防蛀牙、牙周病與口臭等。如果你想減肥，請好好反省一下：「我是不是吃太快了？」如果平時吃東西吃得比較快，一定要注意並努力改變。

●胖嘟嘟的人容易口乾舌燥

肥胖會引起高血壓、糖尿病與脂質異常症，然而這些疾病並沒有明顯的自覺症狀，不少人其實並不知道自己已經生病，甚至要等到心肌梗塞發作才發現原來身體出了問題。

現在一般家庭很容易就可以取得醫療用品，但是即使在家使用血壓計就能觀察自己是否患有高血壓，很多人卻沒有量血壓的習慣。至於糖尿病或脂質異常症，主要還是必須到醫院進行檢查才能確診，為了早期發現，最好是定期進行健康檢查。

當糖尿病患者開始出現明顯的自覺症狀，往往也代表病情已經進展到一定的程度，口乾與喉嚨乾渴是典型的症狀之一。

不少肥胖的人到醫院檢查時，通常身體已經出現不適症狀，常常會覺得喉嚨乾渴，會不停地想喝水，在這種情況下，被醫生確診為糖尿病的案例並不是少數。

肥胖是引發糖尿病的一大因素，但隨著糖尿病的病情持續發展，一個原本肥胖的人有時候會因病而變瘦。為什麼呢？因為身體已經無法正常地將糖轉換成能量，身體的能量不足，便轉而分解體內囤積的脂肪與肌肉，藉此補充身體所需的能量，體重也因而往下降。

「變瘦」這樣的症狀必須在病情進展到某個階段才會顯現，有些患者甚至到這個時候才察覺出自己患有糖尿病。所以肥胖者只要身體出現不正常的變化，多半是疾病的徵兆，請多加注意。

肥胖還會引起一種呼吸方面的疾病，那就是「睡眠呼吸中止症」。顧名思義，這是一種在睡覺時感到呼吸困難而暫停呼吸的疾病。

呼吸暫停是一件很難受的事，身體努力想呼吸的時候，會「呼」地大聲喘息打鼾。如果本身已經是肥胖的人，半夜睡覺時又常常鼾聲大作，恐怕真的要懷疑是否罹患了睡眠呼吸中止症。

肥胖的人或喉嚨肌肉附著比較多脂肪的人，位處喉嚨深處的氣管會變得狹窄，因此阻塞了氣道（空氣進出的通道），出現無呼吸狀態。

睡眠呼吸中止症患者所困擾的事不只是打鼾而已，罹患高血壓、心肌梗塞與腦中風的風險相對會提高很多，所以這也是一種相當可怕的疾病。

因為呼吸困難而張嘴睡覺，這也是睡眠呼吸中止症的特徵之一。

張嘴睡覺不只是美觀的問題而已，張嘴睡覺唾液不容易正常分泌，除了口乾舌燥之外，還會引發嚴重的口乾症。

●假牙會影響唾液分泌

口乾症會加速牙周病惡化，使疾病變得難以治療。原因有兩個，一是口內菌叢的壞菌占優勢，牙周菌容易大量繁殖；二是唾液的分泌量減少，唾液的殺菌作用難以發揮，降低防禦能力。

牙周病隨著病程的發展，到最後會造成牙齒脫落。一旦缺牙就必須安裝假牙作為替代。

如果是部分的牙齒脫落，一般最簡單的治療是製作「牙橋」來填補缺牙的部位。牙橋是一種固定式的假牙，利用兩邊的真牙作為「橋墩」，藉由套住左右側的真牙來支撐假牙。這種假牙因為沒有牙根，咀嚼力肯定變差。

牙橋有一個很大的缺點，那就是套入牙橋之前，要先修磨左右兩邊的真牙，而且支撐著假牙的真牙要長期受力，很有可能因此縮短了使用壽命。

如果不是部分假牙而是全口假牙，整體的咀嚼力會明顯降低。假設真牙的咀嚼力是百分之百，全口假牙的咀嚼力就只剩下百分之二十左右，吃一些比較需要咀嚼的食物時會感覺特別吃力。

唾液的分泌能力也會因為咀嚼力下降而衰退。尤其戴全口活動假牙的人，在晚上睡覺時會將假牙取下，如此一來更無法刺激唾液腺，口腔開始變乾。**所以戴全口活動假牙的人很容易罹患口乾症**。

即使白天沒有把假牙拿下來，也可能會因為裝戴不當，塞住唾液腺的開口部位導致口乾。

有的人裝了全口活動假牙，但是白天除了剛起床與吃飯的時間之外，其他的時間都會把假牙拿下來。這或許正是因為假牙不合所致，為了避免口乾症狀持續惡化，建議這樣的人最好到牙科診所去調整假牙。

針對口乾症患者的治療需求，最近牙醫界開發出了一種新型的全口假牙，在進食時可幫助分泌人工唾液，在這裡我略微簡介一下，提供讀者參考。

這種全口假牙的植牙咬合力與真牙差不多，也能預防牙周病，在日本已有醫生為病人施作，但不在健康保險的補助範圍內。

不管如何，最重要的莫過於在所有牙齒都掉光之前，積極地預防牙周病，盡最大的努力留下真牙。

日本近幾十年來持續推動「八〇二〇」的口腔保健運動，也就是到了八十歲還可以保有二十顆真牙。一般都認為，一個人能確實咬合至少要有二十顆牙齒，但是儘管有二十顆牙，一旦缺少了臼齒，咬合力還是會大幅降低。

不止是臼齒，為了要能確實地咬合，上下排對應的牙齒也必須成對地保留下來，因為如果不成對就無法咬合。

臼齒的正常咬合可以刺激耳下腺，促使清稀唾液的正常分泌，牙齒如此重要，我們怎麼能不特別珍惜它們呢？

●某些藥物的副作用會引起口乾

一些病患服用治療高血壓與失眠的藥物之後，會因為受到藥物的副作用影響而出現口乾症。

會造成口乾副作用的藥物並不少，除了降血壓藥與治療失眠的安眠藥、鎮靜劑之外，還有治療憂鬱症的抗焦慮藥與抗精神病藥，以及治療梅尼爾氏症的抗眩暈藥、治療氣喘的抗組織胺藥、頻尿（膀胱過動）時服用的抗膽鹼劑等等。其他還有帕金森氏症的用藥，以及治療胃潰瘍與十二指腸潰瘍的藥物……大眾常見的主要用藥就已經多到數不勝數。

目前已知有口乾副作用的藥物多達七百種以上。如果有口乾症狀，而且又同時正在服用西藥，很有可能就是藥物的副作用在「作祟」。

尤其是老年人，年紀愈來愈大，內臟的功能逐漸老化，藥物代謝的速度變得很慢，在身體機能退化的狀況下，服用藥物更容易出現副作用。

有些人服用單一藥物時並沒有出現口乾的副作用，但是混合幾種藥一起吃之後，就有可能引發副作用。

二〇〇九年，日本大阪大學齒學部附屬醫院的口乾症專門門診，針對六十歲以上的初診患者所服用的藥物進行調查。在調查的六十二人當中，有四十七人正在服藥，且平均同時服用四．五種藥。

進一步調查藥物種類，包括降血壓藥、抗焦慮藥、胃藥與安眠藥等等，藥物的種類非常多。這些藥物一旦合併使用，產生副作用的可能性相當高。

患者服藥出現副作用的機率隨著服藥數量的增加而提高，尤其是同時服用五種以上藥物的病患，與服用四種藥物的病患相比，出現副作用的機率明顯增加許多。

為什麼會一次服用這麼多種藥物呢？其中有一個原因就是，這些病人會到不同的醫療診所就診。

到新陳代謝科的診所拿高血壓藥，到腸胃科的診所拿胃藥，到精神科的診所拿安眠藥，耳鼻喉科醫師開立眩暈藥，泌尿科醫師開立頻尿藥……這種現象在中高年齡患者之間絕非罕見。

到五種不同科別的診所就診，看似拿了五種藥，其實各科開立的藥物又未必只有一種。

假設一個症狀開了兩種以上的藥，一下子同時服用的藥物種類就增加到七、八種之多。

老年人多藥併用的情形已經是醫療系統上的一個嚴重問題。藥物的副作用不只是引發口乾症，有時還會出現更重大的副作用。

有人批評，會發生這種狀況是因為制度的缺失，病患缺少一個能夠整體診察病況的「家庭醫生」，藥局也未能即時查核病人多藥併用的情形。

理想的狀態是，病人到藥局拿藥時，會帶著用藥手冊，藥劑師會針對併用的藥物進行審核，檢查是否會引發不良後果。但是現況是，有些人並不會帶著用藥手冊，而且也可能從不同的藥局領藥。

如果你或家人正在服藥，也許在這些藥物中有些是不必要服用的。建議最好能把服用的藥物詳細記錄在用藥手冊上，如果擔心會有副作用，服藥前務必請教藥劑師或專業醫生。

●刷牙過度會導致唾液無法分泌

想要改善口內菌叢的平衡狀態，最重要的習慣就是「刷牙」！

大家都會刷牙，刷牙最關鍵的作用是什麼呢？刷牙的重要性在於，**清除那些卡在牙縫與牙周囊袋（牙齒與牙齦之間的縫隙）的食物殘渣**，這些殘渣無法靠唾液沖掉，必須依靠外力清洗。

口中如果留有食物殘渣，蛀牙與牙周病的病原菌就會有養分來源，並且集結黏附於牙齒表面，稱為菌膜或生物膜（Biofilm）。

相信很多人都曾經在牙科診所裡聽過醫生提到「牙菌斑」這個名詞，牙菌斑也是菌膜的一種。

黏滑的菌膜無法只靠唾液清除，必須使用物理性的清潔方式，而其中最方便、最容易施行的方式就是刷牙。

以牙刷清潔口腔之後，牙齒表面會變得清爽，不會再有黏黏滑滑的感覺，這就是因為已經把齒面的菌膜清除乾淨了。但是，這只是表面乾淨，牙縫與牙周囊袋裡面藏著的牙菌斑，如果刷牙方式不正確，就沒辦法徹底去除，所以刷牙的時候一定要注意是否有漏刷的地方。

刷牙時要刷乾淨，但這不並是意謂著要用力刷！刷牙一定要以正確的方式清潔牙齒，**不可以過度用力，否則很容易在刷牙的過程中傷害口腔組織，使口腔黏膜受傷**。

黏膜中散布著大唾液腺與小唾液腺的開口部，唾液就是從這些開口分泌出來。當唾液腺的開口部受傷，唾液的分泌就會受到阻礙。

在這些唾液腺開口部之中，最容易受傷的是分泌清稀唾液的耳下腺開口部，因為很靠近臼齒，刷洗臼齒的時候如果太用力，很容易就會被傷到，所以一定要特別小心。

唾液腺的開口部受傷時，雖然唾液無法從開口部排出，但是唾液腺並沒有中止分泌唾液，結果唾液在導管中逆流，造成唾液腺腫大，吃東西時就會產生疼痛的感覺。

然而，唾液腺腫大有時並不是因為唾液逆流，而是唾石所引起。唾石是唾液中的鈣硬化生成，與腎結石或尿道結石一樣，都是在人體內形成的石子。

唾液腺阻塞與腫大，另一個可能的原因是唾液腺出現良性或惡性的腫瘤。特別是惡性腫瘤，腫瘤會固著於唾液腺四周的組織上，並且使得唾液腺硬得像石頭一般。

如果唾液逆流而引起唾液腺腫大，想當然爾，唾液就無法正常分泌。

如果唾液腺開口部位的傷口來自刷牙，有時傷部會自然痊癒，但是如果黏膜腫大遲遲未消，建議還是儘早至牙科或口腔外科診所就診。

●嘴唇乾燥的人唾液分泌也不佳

唾液腺分成大唾液腺與小唾液腺。

本書的內容主要介紹的是大唾液腺，但是口中各處之所以能保持濕潤，小唾液腺的重要性不容小覷。

小唾液腺無法正常分泌唾液的人，通常大唾液腺的唾液分泌量也很少。

與大唾液腺相比，小唾液腺的位置不容易觀察，唯一的例外是唇腺。

唇腺是位於嘴唇的唾液腺，會分泌清稀唾液與黏稠唾液。因為有唇腺，嘴唇才能常保潤澤。如果不是乾燥季節，嘴唇也總是乾乾的，這就有可能是唇腺的唾液分泌不足。

嘴唇容易乾燥，也很有可能是口乾症。如果嘴唇動不動就乾巴巴的，雖然不覺得口乾，也請再核對一下第一章的口乾症檢查表。

唇腺也是一個容易受傷的唾液腺。相信大多數的人都有不小心咬到嘴唇的經驗，唇腺常常會因此受傷，堵住唾液的流動，更嚴重的是，有時受傷的唇腺會腫起，形成水泡狀（黏液囊腫）。

口乾症的治療從保濕開始

進入冬天等乾燥的季節，就算沒有口乾症的人，有時嘴唇也會乾裂出血。覺得嘴唇乾乾的時候，我們常常以舌頭舔濕嘴唇，但是一下子就又乾了。舔上嘴唇的唾液，水分會立刻蒸發，滋潤度無法持久。

護唇膏屬於保濕劑，與唾液相較，可以讓嘴唇的濕潤度維持得更久一些。

口乾症的治療，基本上以保濕為主。口乾症的病因不勝枚舉，包括老化、壓力、糖尿病、修格蘭氏症候群，以及放射線治療的副作用等等。不管原因為何，醫生通常都會建議病人使用保濕劑，當然也會根據病因進行治療。

保濕劑雖然無法根治口乾症，但至少能緩解令患者難受的症狀。

實際進行治療的時候，醫生都會建議病患使用含保濕劑的漱口水、凝膠、噴劑以及人工唾液等等。任何一種保濕劑，主要成分都包含了能夠鎖住水分的玻尿酸鈉。

對症治療除了使用保濕劑之外，還包括嚼口香糖來刺激唾液腺，而且咀嚼的動作還可以強化嘴巴四周的肌肉，同時能夠按摩唾液腺。

耳下按摩主要的目的也是為了按摩唾液腺，至於強化嘴巴四周肌肉的方法請詳見第五章。

●以口呼吸而得口乾症的人愈來愈多

睡眠呼吸中止症患者常常因為張嘴睡覺而得到口乾症，但是近幾年來，即使不是睡眠呼吸中止症的患者，睡覺時以口呼吸的人也變多了。

最正確的呼吸方式，就是以鼻子吸氣、吐氣的「鼻呼吸」。如果嘴巴沒闔上，口腔很快會變得乾燥。

鼻毛就像濾網，可以防止灰塵、細菌、病毒等入侵，因此以鼻呼吸可降低染上傳染病的風險。

如果沒有因病而鼻子不通，例如因為副鼻腔炎（蓄膿症）等疾病而造成鼻塞，卻仍以口呼吸，最可能的原因就是閉合嘴巴的肌肉衰退。

閉合嘴巴的肌肉稱為「口輪匝肌」，在嘴巴周圍形成一個環狀，與臉頰的肌肉和下巴的肌肉相連，因此，當這兩處的肌肉衰退，口輪匝肌也會隨之弱化，影響口腔的閉合動作。

近幾年來，愈來愈多人在談論年輕人咬合力低下的問題。如果長期過著咬合無力、咀嚼不足的生活，不但下巴肌肉的功能會衰退，口輪匝肌也會退化，如此一來，可能造成無法以鼻子呼吸而改以嘴巴呼吸。

年輕人以口呼吸有一個特徵，那就是不只是睡覺時張口呼吸，就連醒著時嘴巴也沒有完全閉合。

這些人不是鼻子呼吸困難，但是總會不時地以口呼吸。當然，有些人是真的鼻子呼吸困難，所以很自然地就把嘴巴張開。晚上睡覺張著嘴，白天嘴巴也沒閉合，這樣的狀況很容易導致口乾症惡化。

另外，以口呼吸也有可能引發過敏症狀。嘴巴不像鼻子有鼻毛可以發揮濾網功能，無法減少空氣中花粉、塵蟎屍體等過敏原進入人體。也就是說，以口呼吸很容易吸進這些過敏原，引發花粉症或氣喘等過敏症狀。

對於患有過敏症而且習慣嘴巴開開的人來說，只要改變呼吸的方式，由口呼吸調整回鼻呼吸，過敏症狀大部分都能獲得改善。

●磨牙與咬牙會造成嚴重後果

使用「牙托」是治療睡眠呼吸中止症的方法之一。裝上牙托，上下排的牙齒會自然地咬合，引導呼吸氣流通往鼻道，改以鼻子呼吸。

睡眠呼吸中止症的患者如有需要，可以請牙科或口腔外科醫師幫忙製作牙托。但是，牙托對於輕度至中度的睡眠呼吸中止症患者比較有效，重症患者則必須接受其他的治療方式。

牙科或口腔外科所使用的牙托也應用在磨牙或咬牙的治療上。

「磨牙」是指睡覺時牙齒橫向磨動，發出咯咯聲的症狀。有人磨牙的聲音很大，甚至大到使家人無法入睡的程度。磨牙的情況如果放著不管，日後會造成牙齒磨損。

另一種是「咬牙」的狀況，睡覺時會緊緊咬住牙齒，雖然不像磨牙會發出聲響，也會對牙齒有所損害。

咬牙也會磨損牙齒，而且牙根還會遭受破壞，導致牙齒脫落。

我有一位患者，藉由X光發現牙齒內部有損傷，懷疑就是咬牙所造成，我為他裝上牙托之後，牙齒的破壞程度就減輕了。牙托是以具彈性的樹脂製成，能夠緩和咬牙的衝擊。

有一次，患者希望能重作一個新的牙托，我請他讓我看看舊牙托，結果在咬得最緊的部分已經破爛不堪，可見咬牙的力道有多麼強大。

不論是磨牙或咬牙，牙齒一旦磨損，咬合就會不正。咬合不正又會造成下巴疼痛，無法好好咀嚼食物，導致出現「顳顎關節症候群」。

咬合不正會讓嘴巴無法閉合，一直張嘴就會演變成口乾症。

以口呼吸會引發口乾症，在這些患者中，不少人正是因為磨牙與咬牙造成咬合不正，又因為咬合不正而造成以口呼吸。

臼齒零零落落，小心憂鬱上身

一般認為磨牙與咬牙的成因來自於壓力，一般在醫療上會使用牙托進行治療。牙托可以幫助減輕牙齒在咬齧時的衝擊力，也可矯正患者咬牙的習慣。

就寢時如果還抱著壓力不放，即使已經入睡，睡眠中仍然有可能由交感神經占優勢，身心根本沒有徹底放鬆。

原本在睡眠中人應該是呈現放鬆狀態，副交感神經處於優位。但是如果不能放鬆，睡眠品質就會變差，成為免疫力下降的罪魁禍首。

咬牙主要受損的是臼齒，會造成原本上下成雙成對的臼齒某一邊脫落，因而臼齒部位也就沒辦法再進行咬牙的動作。

儘管咬牙力道過大會產生問題，每個人卻幾乎無可避免。人在緊張時總是會不自覺地咬牙，也就是說只要壓力大，任何人都會咬牙。

咬牙並不是完全沒有好處，人處於壓力之下咬牙可以幫助提高注意力，因為牙齒緊咬的動作可促進頭部血流，腦部可以受到刺激。

但是，一旦缺少了臼齒，只有前面的牙齒進行咬合動作，側頭肌沒有辦法得到刺激，腦部整體的血流量會下降，影響各種腦部活動。

憂鬱症患者有一個重要特徵，那就是腦內物質「腦內啡」的分泌不足。

引發自殺行為的原因很多，憂鬱症是其中之一。有研究資料顯示，咬牙和憂鬱症有關聯性。

可以合理推測，可能正是某種精神壓力造成強烈的咬牙行為，臼齒因而脫落，造成腦中的血流量不足，腦內啡的分泌能力變差，進而促使憂鬱症發作。

檢查部分自殺者的牙齒，發現「缺少臼齒」的比率並不低。那些缺少臼齒的自殺者，也許正是因為缺少臼齒之後，無法再藉由咬牙紓解壓力，因而深陷在憂鬱症狀之中。

●請發揮正向的想像力

口乾症和壓力的關係非常密切，如果內心承受著強大的壓力，副交感神經的開關就無法打開，耳下腺等唾液腺就難以分泌清稀唾液。

如果總是覺得口中黏黏的，不知如何是好，很有可能是因為壓力導致交感神經過於活躍，只是自己往往未能察覺。

一旦發生這種狀況，除了按摩耳下腺之外，最好也要認真按摩可以刺激副交感神經的完骨穴。

消除壓力並不是件容易的事，有人會憑藉著興趣等轉移壓力。擁有自己的紓壓管道是很好的，偏偏有很多人身處壓力之中卻無法排解。

有人總是抱持著負面的想法，無法正向思考。一次的失敗可能就此變成揮之不去的壓力，常常想著：「會不會下次也一樣做不好而被上司責罵？」自己嚇自己，沉淪在的負面想像中難以自拔。

也許不可能完全切斷負面的想法，但還是可以盡量以正向的思考來幫助分散心中的壓力，例如：「盡力把工作做好，也許就能受到上司讚美！」藉由正向的想像力鼓勵自己。

醫生在治療病患時也會運用類似的方法。如果有病人對疼痛感到十分恐懼，醫護人員就會在診療台旁邊放一些可引起興趣的圖畫、照片，或有安撫作用的文字作品等，幫助患者分散害怕的心情，減輕治療時所感受到的疼痛。

不少人會認定「治療牙齒很痛」，這些人對疼痛的恐懼會為自己帶來壓力，無法擺脫負面的想法。

這時候，可以試著多想像一些愉快的事物，幫助自己忘記可怕的事物，自然而然治療的疼痛感也會減輕。

在日常生活中的其他時刻也能如法炮製，如此一來，容易因緊張而占優勢的交感神經很快就能「下台」，轉換成副交感神經占上風，改善口乾的症狀。

副交感神經占優勢可以促進清稀唾液的分泌，關於這方面有一些妙招，請詳見下一章的介紹。

第4章

保持口腔濕潤有妙招

●多攝取需要細嚼的食物

現代人因為各種原因，口乾症的患者不斷增加。當口中失去濕潤時，可能就會覺得身體不舒服。

那麼，要怎麼做才能保持口中的濕潤呢？

保持口腔濕潤有不少方法，在這些方法之中，有一個是最容易做得到的，那就是「耳下按摩」。耳下按摩可以隨時隨地進行，而且立即做就可以發揮出一定的功效。

除了前面提及的耳下按摩之外，本單元還會介紹一些日常生活中一定做得到的小技巧，如果進行耳下按摩時可以搭配這些小技巧，口腔的潤澤效果就會更好。

要促進唾液充沛分泌，第一件可以先試著做的事就是進食時細嚼慢嚥。相信不少人都曾經因為太忙，急急忙忙地用完餐，結果造成胃部不舒服。為什麼吃太快胃會不舒服呢？由於吃得太快，食物中含有消化酵素的唾液量減少，如此一來就會加重胃腸的負擔，導致消化不良。

古人老早就告誡我們吃東西要「細嚼慢嚥」。我的建議是**多攝取需要咀嚼的食物**。我的意思並不是希望人們強迫自己去吃粗硬的食物，重點是希望每個人進食時，可以多花一點兒時間咀嚼之後再把食物吞下肚。

需要咀嚼的食物相當多元，包括**牛蒡**、**蓮藕**、**胡蘿蔔**、**花椰菜**，這些都是有嚼感的蔬菜。有些食物熟食會比較軟爛，但如果選擇生食，口感會比較有嚼勁，例如**高麗菜和白蘿蔔**等等。

肉類也請挑選肌肉完整的**牛排或豬排**，而不是筋肉已經被處理過的、柔軟的漢堡肉排。

吃生魚片的時候，不要都選軟嫩的海鮮，可以試著多選擇一些魷魚或章魚，魚漿食品則以魚板為首選。

平時的飲食不必全都是需要多咀嚼的食物，不同口感的食材可以互相搭配，像是蔬菜沙拉，可以放入容易入口的萵苣和番茄，也可以同時加入綠花椰菜與白花椰菜，如此一來就能增加嚼感。

生魚片可以使用鮪魚和白身魚搭配章魚或魷魚。如果只有鮪魚，因為口感軟嫩，一大盤的生魚片很快就會掃光，但是如果有章魚或魷魚，進食的時候就必須多咀嚼幾口。

如果平時吃東西習慣吃很快，可以加入必須多咀嚼的食物，避免大口吃喝。一般來說，吃咖哩飯的時候因為含水量足夠，很容易短時間之內就把飯吃完，但是**如果在咖哩飯中加入一些花椰菜或肉塊，進食時就會需要更多的咀嚼，如此一來，用餐的速度就會變得緩慢許多。**

充分咀嚼會改變品嘗食物的方式，因為經過咀嚼的食物能夠充分地與唾液混合，美味會在口中散發，這時就能重新感受到食物的真正好滋味。

很多人囫圇吞棗地吃咖哩飯，得到的往往只有入喉時的一陣味覺快感。雖然入喉時的快感也是構成整體味覺的一大要素，但是如果只有這樣就無法在細節上享受到飲食的樂趣。

「啊！細細咀嚼之後，覺得比以前好吃許多！」如果開始有這種感覺，那就對了！

只要放慢進食的速度，咀嚼次數就會隨之增加，藉此達到以物理方式促進唾液分泌量的效果。不過也請不要矯枉過正，進食時不需要刻意計算咀嚼次數，不然也會失去飲食的樂趣。

●多「吃醋」是件好事

相信不少人都曾經在口乾舌燥時感到非常難受，這時只要吃一點兒檸檬或梅子，唾液就會大量湧出，頓時止渴。

味道上比較酸的食物可以促進唾液分泌，這是人類從很早以前就知道的事，現代科學則可以進一步解釋這個機制的原因。

自然科學研究機構（NINS）生理學研究所的富永真琴教授以及稻田仁特任助教的研究團隊，經查明之後，確認人體感受酸味的部位在舌頭表面上，這裡有一種稱為PKD channel的「酸味感應器」，此研究結果於二〇〇八年發表。

酸味感應器顧名思義就是感應酸味的存在，反應最激烈的時候並不是東西剛入口的那個時間點，而是酸性物質開始被唾液稀釋的時候，酸味的感覺才強烈反應出來。

以咬下檸檬為例，一開始酸味的感覺其實不會馬上就很明顯，當口腔開始分泌唾液，酸性物質已經被稀釋並沖掉的時候，反而會覺得口腔中的酸味比剛才咬下檸檬時還要強烈。

對於這樣的現象，稻田特任助教的說法如下：「具有強烈酸味的物質大部分是具有危險性的食物，所以口腔會立刻分泌大量唾液將它沖洗掉。此時口腔已經啟動保護機制，所以即使唾液已經將酸性物質稀釋了，舌頭仍會持續感受到酸味。」（自然科學研究機構・生理學研究所網站）。

也就是說，這是一種人類演化過程中的自我保護機制。**食物腐敗後會散發出酸味，為了預防誤食後造成身體的危害，人類天生具備分泌大量唾液來沖洗酸味的能力。**

當然並不是「酸」的東西都是不好的，食物發酵也會產生酸味，像醃漬物等就是可以安全食用的食物。腐敗或發酵都是微生物所致，兩者的差別只在於其中所含物質對人體有害還是有益。

人類的文明在悠長的歷史長河中不斷進步，已經能夠分辨哪些食物是有害的，哪些是有益的。

感受酸味而要把它沖洗掉，這是人類自古以來就具備的自我防衛系統之一，至今仍是如此。所以當我們吃到酸的東西，口腔就會分泌大量唾液，藉此稀釋這些食物的酸性物質。

認識了這個原理，就可以在生活中實踐，幫助口腔分泌唾液。方法很簡單，只要在用餐的時候加一道醋味或酸味較強的配菜就可以了。

以日本的和風菜單為例，可以常常配有醋漬的小黃瓜與海帶芽，以及醋章魚、蔥拌醋味噌、醋醃紅白蘿蔔、老泡菜等。當然也可以依個人喜好選擇各種西式的醃漬物。

外食的時候，如果選擇的是炸物，很多餐廳會附有檸檬片，請別只是把它當成裝飾品，試著擠出檸檬汁配著炸物一起食用吧！如果自己在家作炸物料理，也可以切一片檸檬如法炮製。

中式餐館的桌上通常都會同時擺上醋、醬油、辣油等調味料，如果想刺激自己的唾液分泌，也可以好好活用這些調味料。

很多人習慣在餃子沾醬或燒賣的醬汁中再加入一些醋，這真的是很不錯的吃法！**在製作炒麵時放一些醋，味道也意外地相當可口**，請一定要試試看！

炸物加一些檸檬，中式料理加一些醋，油膩的食物加一些酸味……酸，的確能夠讓食物吃起來更清爽美味。

除了美味加分之外，酸味還能夠促進唾液的分泌，「酸」對人體所發揮的保健作用非常值得重視。

●昆布高湯可以促使唾液分泌

加了高湯的味噌湯或其他湯品，即使加的鹽不多，嘗起來仍然相當美味。食用湯品的時候之所以會覺得「美味」，通常是因為味覺上有一股「鮮味」，而所謂的「鮮味」正是來自谷氨酸與肌苷酸等成分。

攝取過多的鹽分容易導致高血壓，如果在烹飪時能夠好好地利用高湯調味，就可以減少鹽的用量。

日式高湯是以柴魚或昆布熬煮而成。目前已經知道，昆布高湯所含的谷氨酸有促進唾液分泌的作用。

有團隊曾經研究昆布水與唾液分泌的關係，這樣的研究既然與唾液分泌有關係，當然值得關心一下。

這項研究被整理成一本論文，名之為《驗證昆布水對促進唾液分泌的有效性》（第三十七屆護士總會年）。

研究對象是意識昏迷的病患。這些昏迷的病人不方便進行口腔清潔，很容易因為病毒入侵而感染到疾病。對於他們而言，刷牙等口腔護理是相當重要的照護工作。

在清潔口腔的過程中，讓唾液充沛分泌是很重要的一環，這項研究中即是使用昆布水來誘發病人的唾液分泌。

將五公克製湯用的昆布，浸泡到三十毫升的熱水中製成昆布水。由於昏迷的病患無法主動透過嘴巴進食，於是研究人員就將昆布水噴至病患的舌頭上。連續進行一週之後，檢測患者的唾液分泌量與口臭狀況。

在十位研究對象中，確定有七個人舌下的唾液增加，其中有三人增加的情況相當明顯。剩下的三個人當中，有兩人的唾液減少，有一人中途增加但最後的數值與一開始相同。

至於舌面上的唾液分泌，增加的有五人，中途增加但最後減少的有兩人，中途增加但最後數值與一開始相同的有三人。

在該篇論文中寫道：「雖然顯示昆布水可促進唾液分泌，但無法判定具有百分之百的效果。」然而，我們如果應用在健康者的身上呢？也許保健效果會值得期待。

我自己也喜歡昆布水，每天都會喝。我的作法是把昆布切成約三公分見方，大約切十片左右，放入一杯水中靜置一晚。早上起來，一杯味道濃厚的昆布水就作好了！可以即時飲用。

昆布所含的水溶性食物纖維會溶入液態水之中，水溶性食物纖維是腸內好菌的重要養分，每天早上喝一杯昆布水，腸內的好菌就會占優勢，消化系統的狀態自然會變得很好，便祕也能獲得改善，對維持健康相當有幫助。

●唱歌可以滋潤口腔

不少人在工作上不需要常常開口講話，即使在家也幾乎沒有和家人交談，待在家裡常常只是一直看電視。這樣「金口不開」的生活型態很容易導致唾液分泌愈來愈差。

即使不是吃飯時間，也要保持口腔濕潤。除了進食時多咀嚼，平時積極與他人交談，藉此動動嘴巴也是十分重要的事。

說話時為了把話說得清楚，嘴巴要張得夠大。有人說話時嘴巴微張，講起話來含含糊糊，不僅旁人不容易聽得明白，自己本身的唾液腺也得不到刺激，口腔很難保持濕潤。

除了說話之外，**唱歌也可以提升唾液分泌。**對於喜歡到KTV去唱歌的人而言，「唱歌」是一個保持口腔濕潤再好不過的方法。

和說話一樣，唱歌時也需要把嘴巴張大。喜歡唱歌的人，可以藉由歌唱來幫助消除壓力、放鬆身心，如此一來副交感神經就能夠取得優勢。當副交感神經占優勢的時候，清稀唾液的分泌會變得較為發達，而足量的清稀唾液正是消除口乾症的關鍵！

不少人到KTV唱歌時多半會相邀友人、結伴同行，如果能樂在其中當然很不錯，但是有些人其實並不喜歡人多的場合，結伴同行的活動有可能反而會帶來心理壓力。

當一群人一起去唱歌的時候，其他人還在唱歌，有的人已經忙著思考接下來自己要唱哪一首歌了，心裡面的壓力很大。

「如果唱這首會不會讓場面冷掉呢？」、「唱那一首應該比較符合大家的口胃吧？」……不可諱言，既然是團體性的活動，就有人一定會因為太在乎他人的想法而產生心理壓力。

既然一群人去唱歌會有壓力，與其如此，一個人去唱歌也是很好的選擇。大部分的ＫＴＶ包廂一個人也可以使用，而且最近還出現了「一人ＫＴＶ」的個人化服務，只要戴著耳機，一個人也能盡情高歌。一人ＫＴＶ可以讓自己在毫無壓力的情況下盡情唱歌，對於促進唾液的分泌很有幫助，不但可以保持口腔濕潤，也可藉此消除身體不適。

當然，有不少人到ＫＴＶ唱歌時比較喜歡呼朋引伴或與家人同行，在群體中會覺得放鬆而開心，覺得與大家同樂是很愉快的事。有同伴在旁，除了唱歌之外，彼此也能說話聊天，口腔會愈來愈滋潤。

聊天也要注意一下嘴巴的動作是否到位，**交談時記得要口齒清晰**。平常我們說話的時候，可能不太會特別留意別人是否聽得清楚自己的聲音，不過只要試著把自己的聲音錄下來，就能知道自己說話清不清楚了。

如果錄下的聲音咬字不清，說話含含糊糊，很有可能就是嘴巴四周的肌肉正在衰退中。

要訓練咬字與發音訓練，繞口令是個有效的方法。像是大家耳熟能詳的「吃葡萄不吐葡萄皮，不吃葡萄倒吐葡萄皮」、「石獅寺前有四十四隻石獅子」，以及「房髫子與黃髫子，新年到了寫福字」等等，平時重複念誦這些簡單的繞口令，可以自我鍛鍊衰退的口腔周圍肌肉，訓練咬字與發音。

就像前面所說的，唱歌也會有一樣的效果，把嘴巴張大，清楚地唱出歌詞，這也是很好的口腔肌肉訓練。

現代人進食時咀嚼的動作變少，口腔四周的肌肉很容易退化，藉由說話訓練或唱歌幫助鍛鍊嘴巴四周的肌肉，咬合力就會提升。

如果咬合力低下，很容易就會覺得咀嚼是件麻煩的事，會偏愛吃那些不需太多咀嚼動作的柔軟食物。一段時間之後，咬合力會變得更差，唾液的分泌量當然就會愈顯不足。

除了藉由三餐的咀嚼動作刺激唾液分泌之外，**嚼口香糖也可以幫助刺激唾液腺，潤澤口腔。**「嚼口香糖」正是口乾症的治療方法之一！

含有糖分的口香糖容易造成蛀牙，身為醫師的我並不推薦，如果是為了幫助分泌唾液而嚼口香糖，建議挑選木糖醇口香糖。

木糖醇是一種甘味劑，不會造成蛀牙，這種口香糖在超市或便利商店都可以買得到。

●不要把嚼碎的食物拿來餵孩子

唾液具有各種效用，對人體相當重要。但是，如果是媽媽把食物嚼碎後再餵孩子吃，像這樣讓孩子食用大人的唾液，好嗎？

站在醫學的立場上，我認為這樣的行為對孩子非常不好，會提高感染疾病的風險，而其中最常見的是蛀牙的機率增加。

蛀牙的病原菌有很多種，主要是變形鏈球菌（或稱轉糖鏈球菌）。剛出生的嬰兒口中並沒有這種細菌，可是當大人將嚼碎的食物餵給孩子吃，或者以自己使用的湯匙餵食孩子，這些會造成蛀牙的細菌很快就會透過唾液的傳染，跑到孩子的口腔中。

如果媽媽的口中有大量的變形鏈球菌，通常孩子的蛀牙風險就會大大提升。**為了預防孩子蛀牙，請照顧孩子的大人停止那些不良的餵食行為**，避免讓孩子的口腔環境受到大人唾液的汙染。

不只是會導致蛀牙的細菌，幽門螺旋桿菌也可能透過大人的唾液傳染給孩子，而這種細菌會促使胃癌發生。幽門螺旋桿菌是棲息在胃中的細菌，有極強的傳染力，在日本五十歲以上的成人感染率極高，有百分之七十以上的人感染了幽門螺旋桿菌。

為什麼是五十歲以上？五十歲以上的人出生於戰後，戰後的衛生條件差，人們的飲食受到井水與自來水感染，所以這批戰後出生的人細菌的感染率就比較高。現代的自來水已經相當乾淨，年輕一代的人感染情形已經變少。

如果大人帶有幽門螺旋桿菌，嚼細食物之後再餵給嬰幼兒吃，細菌就會經由大人的唾液把幽門螺旋桿菌傳給孩子。

有些爺爺奶奶幫忙照顧孫子的時候，常會先把食物咀嚼之後再拿來餵小孩，但是年齡愈高的人，身體愈容易帶有幽門螺旋桿菌，所以應該要避免這樣的餵食方法。

人體一旦感染了幽門螺旋桿菌，百分之五的人會因此引發胃潰瘍或十二指腸潰瘍。胃癌也和幽門螺旋桿菌息息相關，有報告指出，胃癌患者中有百分之八十以上的人帶有幽門螺旋桿菌，如果已經知道自己感染了這種細菌，建議不要漠視它，請積極就診接受治療。

●想到檸檬就流口水

有一句成語叫「望梅止渴」，也就是腦中想著梅果的酸，口水就一直湧出，也就因此解渴了。

有酸味的東西放入嘴巴裡，口腔就會開始分泌唾液。但是為什麼還沒放進嘴巴裡，只是「想」也會口水直流呢？

人體有一種反應叫做「條件反射動作」。所謂「反射動作」是指生物對於外來刺激，經由與意識無關的神經系統產生的反應。反射動作有「無條件反射」以及「條件反射」之分。

以碰到熱鍋為例，在喊叫的同時我們會迅速地把手放開，這是一種無條件反射動作。

動物天生具有防止傷害加大的本能，如果碰觸到熱騰騰、燙呼呼的東西時，還要經過仔細思考之後身體才有所行動，恐怕早就嚴重燙傷了。

與此相對的是「條件反射」，這種反射動作是透過後天的經驗學習而來。吃過梅子的人都有酸口的經驗，以後一看到梅子，腦部專司記憶的海馬體就會去調出與梅子的相關記憶。

接著大腦會發出「梅子是酸的」訊息，在這種情況下，即使並不是真的吃進酸的東西，而是只看到或想到梅子，口腔就會分泌出唾液來稀釋酸味。

反過來說，如果有一個人從來都沒有「吃梅子會酸」的經驗，即使他看見梅子或想到梅子，也不會產生上述的「條件反射」。有些人不喜歡梅子，幾乎不吃梅子，可能就不會產生反射動作而流出口水。

光是想到梅子就會分泌唾液——這樣有趣的事，建議可以親身體驗看看。不喜歡梅子的人，可以換成想著檸檬。腦中試著想像那一顆一顆黃色的檸檬，怎麼樣？流出口水了嗎？

有些看起來美味可口的東西，也會讓人忍不住流口水。飢腸轆轆的時候，光是看著桌上的菜餚，連吃都還沒吃一口，嘴裡就湧出大量的唾液——相信每個人都曾經有過這樣的經驗。

相反地，如果東西看起來不好吃，例如那些賣相不佳的食物，不但沒辦法引起食欲，也不會促進唾液的分泌。

一道菜看起來美不美味，擺盤的技巧絕對是一大關鍵。比較講究一些的餐廳，端出來的料理總是擺得漂漂亮亮的，總是能讓客人食指大動，口水直流。

除了擺盤之外，還有一個「看起來美味」的關鍵，那就是料理的顏色。日式料理尤其重視色彩的呈現與搭配，許多日本料理會在盤緣上點綴一些紅色、綠色的裝飾物，看起來立刻覺得美味加分，真是不可思議。

就算不是專業的廚師，**在家下廚作菜，也可以試著在擺盤及顏色上多下點兒功夫。**我們都知道飲食中要多攝取一些需要咀嚼的食物，但是如果煮好之後看起來不好吃，入口已經很難，入口之後還要細細咀嚼就更難了，更別說要促進唾液的分泌了。

美食當前，就算不是真正的食物，而是烹飪書中的彩色照片，也有可能會讓人垂涎三尺。

食譜書裡的照片通常都很講究擺盤、色彩平衡、打光，就是希望能讓讀者興起「好想吃一口」的欲望啊！

●想像力可以緩解修格蘭氏症候群（乾燥症候群）

在腦中想像食物，或是直接看著食物的照片，都有助於促進唾液的分泌，這種方法應用在醫學上，就是所謂的「想像療法」，近來研究催眠療法的醫生們也積極導入這種療法。

我經營的診所常會有口乾症的患者來尋求醫治，其中高齡者的口乾症治療尤其迫切。

有些裝有假牙的老年人，會因為口腔不夠濕潤而被假牙磨傷。如果這樣老年人又剛好是失智症患者，即使嘴巴受傷而感到疼痛，也無法像一般人一樣正常表達，因而耽誤治療。

老年失智的患者無法明確表達自己的需求，口腔被假牙磨傷了，反應出來的是食欲不振或情緒不穩，可能只為一點兒小事就發脾氣，甚至出現暴力行為，身旁照護的家人摸不著頭緒，這種狀況下會備覺辛苦。

高齡者罹患口乾症常常起因於藥物的副作用，然而因為治療疾病的需要，通常沒辦法直接換藥或減少藥物用量。

面對這種狀況的口乾症老年患者，醫學上一般是以對症療法為主，包括開立增加唾液的藥物、保濕劑，以及人工唾液等。

如果口乾症患者又同時感染了念珠菌，一般醫師會開立抗真菌劑，但是這種藥物會讓唾液的分泌能力變差，所以有時候即使投藥了仍然難以治癒。

對於這樣的病人，我並不是採取上述的治療方法，我選擇的方法是以漢方為首的東洋醫學，並且選擇一些副作用較少的健康食品來進行輔助治療。在這些治療方法中，「想像療法」（催眠療法）就是其中之一。

在進行想像療法之前，我會先讓患者觀看唾液腺的分布圖，希望病患能夠充分理解唾液分泌的結構。

接下來，我會請患者想像口腔分泌唾液的畫面。

在我的診所裡，我會讓患者看抽水機的圖片。我選擇的是「手壓式抽水機」的圖片，這種抽水機對於中高年齡的人而言應該不陌生。以前的人取水的時候，只要壓下泵浦，水就會汨汨流出，接著藉由聯想，請病患想像唾液從唾液腺流出來的樣子。

有人曾經懷疑：「這個方法行得通嗎？真的會因為這樣就分泌唾液嗎？」事實證明，口乾症的症狀確實可以獲得緩解。

我曾經遇到一位八十四歲的女性病患，她罹患了難以醫治的修格蘭氏症候群，同時還感染了念珠菌，藉由上述的方法，她的唾液分泌量因此增加。

對於修格蘭氏症候群的患者而言，光靠想像「檸檬」很難幫助分泌唾液，於是需要進一步併用更精細的「想像療法」，同時搭配有助於改善口內菌叢的乳酸菌健康食品。我以這樣的方法治療病患，在完全沒有使用藥物的情況下，成功改善了修格蘭氏症候群患者的口乾症狀。

我還曾經遇到一位七十三歲的女性病患，因為臉頰上長腫瘤接受了放射線治療，結果導致口腔無法分泌唾液。在治療口乾症的過程中，我只使用乳酸菌健康食品作為輔助，同樣成功地恢復了她的唾液分泌！

●立基於科學的「想像療法」

想像療法屬於一種催眠療法。一講到「催眠」，很多人經常會連想到「催眠術」，這是因為一般人對催眠欠缺正確的理解。其實在日本的醫學界，已經將催眠療法中的「自我暗示」作為一種精神療法，而且行之有年。

自我暗示也稱為「自我催眠」，在十九世紀末至二十世紀初，由法國藥劑師艾彌爾．庫埃（Emile Coue）首次提出，並應用於醫療上。

他教導患者早上醒來及晚上睡覺前，**對著自己念十遍：「我每天在各方面都變得愈來愈好！」結果發現，照著指示而做的患者疾病治癒率因此上升。**

在另一個實驗當中，他也發現，醫護人員將藥物交給患者的時候，如果同時向患者仔細說明藥效等用藥事項，對比那些只把藥交給患者卻什麼都沒說的對照組，兩者的治療效果有著極大的差別。

這個實驗進而可以說明「安慰劑效應」的心理現象。安慰劑效應又稱為「偽藥效應」，醫護人員讓患者服用的藥其實並不是真的藥，而是外形像藥但不含藥物成分的「安慰劑」，結果發現，那些服用安慰劑的患者與服用真藥的患者，治療效果相同。

例如，醫生把麵粉當成藥粉拿給患者服用，雖然不具藥效，但在安慰劑效應的影響下，卻能發揮治療效果。

但是，在新藥的測試上則必須排除「安慰劑效應」的干擾。為了客觀地判定藥劑的治療效果，目前在進行新藥的臨床試驗時，普遍會將試驗的對象分成兩組，一組服用真正的藥，一組服用偽藥，藉以判別新藥的療效。

參與試驗的患者並不知道自己吃的是真藥還是偽藥，不僅如此，連醫生也不知道交給患者的是哪一種藥，以此為前提，儘可能排除「安慰劑效應」，從而依照服藥結果判定藥物的療效。

相反地，在實際的治療上，醫師可以積極導入安慰劑效應。如果運用得當，有時治療的效果會比服用真正的藥劑更好。

自我暗示與想像療法同樣也是一種心理作用的引導。**藉由心念的力量，自我暗示「自己的病一定會好」，或是「想像自己痊癒的樣子」，進而因此起到治療作用。**

有些人會在睡前想像身體內有許多小人兒，這些小人兒正在幫忙修復自己壞掉的細胞，藉由這樣的想像，睡眠中細胞的修復功能有可能會因此提高，而這也是一種想像療法。

知道自己有什麼病，就想著小人兒正在修理生病的器官，例如想像小人兒正在修復胃或肝等內臟。若是擔心高血壓等血管疾病，可以試著想像無數小人兒正在修復全身的血管，總之，隨著自己的需要展開想像。這樣的想像療法有助於緩解症狀。

我們必須明白，源自於催眠療法的想像療法並不是無憑無據的偏方，而是有醫學淵源的治療方式。

●想像水湧出的畫面，促進唾液分泌

前面已經介紹了幾種促進唾液分泌的想像療法，其中有一個更有效的方法，那就是**觀看水不斷湧出的圖畫或照片，同時想像唾液分泌的情景。**

第一章曾經提過，唾液是口中的元氣之泉，口腔中有大大小小的「泉眼」，唾液就從這些泉眼湧出。對中老年人而言，這樣的畫面可以直接與手壓式抽水機進行連結。

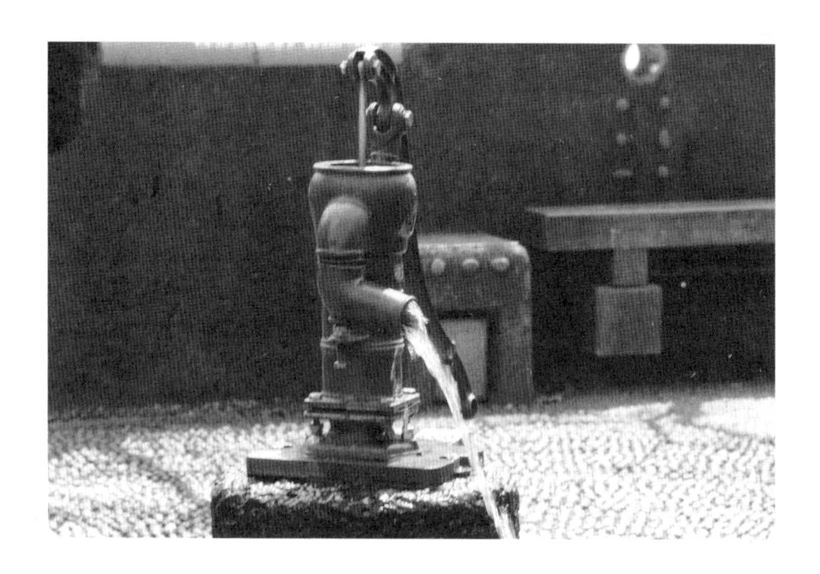

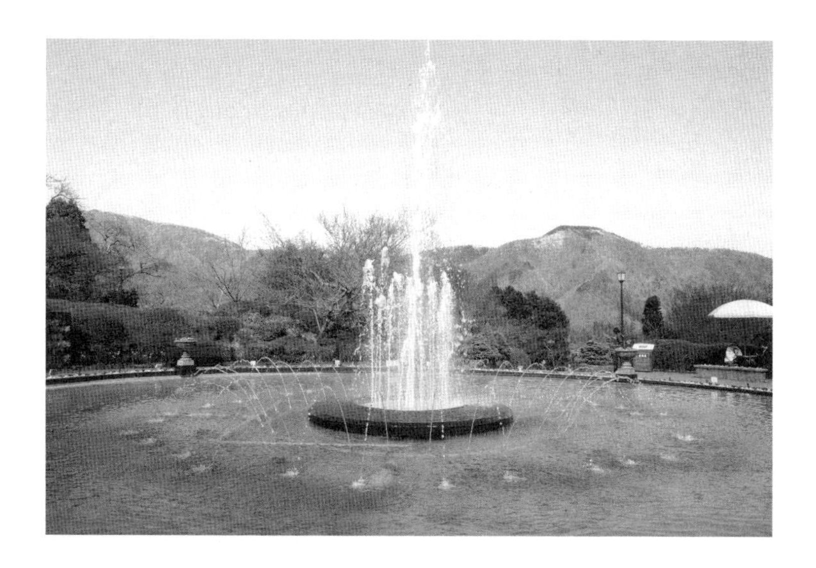

湧泉、瀑布或清澈的水流都是不錯的想像對象。可以找找這一類的照片，張貼在視線所及的牆面上，可以幫助病患更容易進行連結想像。

水在地球上不斷地旅行著，水從哪裡來呢？大海及河川等覆蓋著地表，大海與河川中的水蒸發之後會變成雲朵，等到時機成熟，則再次變成雨水降臨大地，如此循環不已。

降臨大地的雨水一旦滲入地底就成為地下水，從地下湧現到地表的水稱為泉水。如果鑿井利用幫浦把地下水抽上來，我們習慣稱之為井水。

看看我們人類的身體，人體中大約有百分之七十是水分，也就是說人體內充滿了豐富的水。

腸胃等消化器官的內側有黏液覆蓋，黏液主要成分就是水，可以避免消化器官乾燥。而包覆著口腔的黏液就是唾液，以三大唾液腺為主，大大小小的唾液腺散布於口腔黏膜，唾液如泉水般湧出，我們的口腔才能常常保持濕潤。

想要大量地分泌唾液，可以試著想像水湧出地表的畫面。關鍵是把泉水湧出的畫面，或井水自地下抽出的畫面，與口腔分泌唾液的景象重疊，藉此刺激唾液分泌。

有人會質疑：「這麼做真的有效嗎？」藉由看照片進行想像的方式，我所遇到的口乾症患者真的都成功地分泌出唾液了——他們就是最好的明證！

●想像療法可以提高耳下按摩的效果

一邊看著各種水湧出的照片，一邊進行耳下按摩，藉著想像療法可以幫助提高耳下按摩的效果。

本章附有兩張照片，分別是手壓式抽水機與噴水池的照片（參見P.147），這兩張照片是我熟識的攝影師所拍攝。請看著照片進行耳下按摩，應該會更加強烈地感受到刺激唾液分泌的效果。

想要改善口乾症絕對不能缺少清稀唾液，如果副交感神經不活躍，人體在這種情況下就無法充分分泌足量的唾液。

身心放鬆才能讓副交感神經占優勢。在完骨穴上進行耳下按摩，可以幫助放鬆。按摩的時候同步觀看水流湧出的照片，則可以幫助自己更容易進入放鬆狀態，成功打開副交感神經的開關。

本章介紹了滋潤口腔的一些妙招，每一種方法都不需要花費太多功夫，平時想到就可以試著做做看。當你覺得口乾舌燥，並因此而覺得身體不適的時候，這些小妙招可以幫忙緩解症狀。

下一章要進一步介紹耳下按摩的詳細作法，也會提及其他不同的按摩方式以及「口腔體操」，多種動作相輔相成，可以幫助發揮更好的效果。

第5章

耳下按摩，消除身體不適

●按摩耳下幫助分泌清稀唾液

唾液分成清稀唾液與黏稠唾液。當我們感到緊張的時候，交感神經占優勢，口腔分泌黏稠唾液；當我們身心放鬆的時候，副交感神經居上風，口腔分泌清稀唾液。

如果我們一直處於緊張狀態，嘴巴除了變乾還會有黏稠感，這就是因為清稀唾液的分泌量減少了。

當副交感神經居於優位，免疫力就會提升，身體的不適症狀可以因此獲得改善。那麼，清稀唾液是不是愈多愈好呢？

如果不進一步說清楚，可能真的會有讀者這麼想：「照醫師這麼說，是不是人體就不需要黏稠唾液了呢？」

請一定要明白，這世界凡事講究平衡。所謂「過猶不及」，雖然副交感神經居於優位時可以提升免疫力，但是如果一整天都處於放鬆狀態，身體也會出問題。緊張與放鬆要維持平衡，開與關要拿捏得當，這是非常重要的事情！

一般來說，現代人因為長時間工作與精神壓力，交感神經占優勢的時間居多，也因此造成黏稠唾液的分泌偏多，清稀唾液的分泌偏少，使得口中常常覺得乾乾的、黏黏的。

相反地，清稀唾液的分泌量如果很多會怎麼樣呢？有一些人講話時容易噴出口水，尤其是小孩子特別會有這種情況，這就代表清稀唾液過量了！

清稀唾液太多當然也會為生活帶來困擾，但是一般而言，黏稠唾液偏多的人占絕大多數，於是我將本書的重點設定為「促進清稀唾液分泌」，然而還是要提醒讀者，保持兩種唾液分泌量的平衡是很重要的事。

清稀唾液是從哪裡流出來的呢？我在前面的單元已經重複很多次，人體有三大唾液腺，分別是耳下腺、顎下腺與舌下腺。其中耳下腺只分泌清稀唾液，顎下腺與舌下腺則混合分泌清稀與黏稠兩種唾液。

由此可知，如果想要增加清稀唾液的分泌量，就必須活絡耳下腺的分泌功能。

對於增加清稀唾液的分泌而言，針對耳下腺進行物理性刺激是一種相當有效的方法。

除此之外，可以再搭配完骨穴的按摩，幫助身體放鬆，促使副交感神經占得優勢。這是因為如果副交感神經不活躍，就會降低清稀唾液的分泌。

耳下腺與完骨穴都位於耳下，按摩這兩個位置，容易促使清稀唾液分泌，有助於改善口中發黏或乾燥的症狀。

按摩耳下可以幫助副交感神經占優勢，免疫力就會隨之提升，諸多身體的不適也會因此得到緩解。

嘴巴黏黏的就按摩耳下

長期處於緊張狀態，嘴巴會經常覺得黏黏的，這是因為身體幾乎沒有分泌清稀唾液，導致喉嚨變得乾燥。

唾液的分泌又與自律神經相關，身心的緊張會造成交感神經占優勢，清稀唾液量就會因而不足。

當我們專注於工作時，很容易就會覺得嘴巴發黏、變得乾燥，這正是交感神經處於優位的表徵。

又或者，有些人雖然並不覺得口乾或嘴巴發黏，不知不覺中，喝茶或喝水的次數卻增加了。像這樣水分攝取的次數異常變多，也有可能是交感神經處於優位的一種訊號。

當我們的身體處於交感神經占優位的情況下，這個時候請試著按摩耳下，可幫助促進清稀唾液的分泌，滋潤口腔，而且能紓解緊張情緒，放鬆身心。

如果在工作中總是處於緊張狀態，身體會感到疲勞，短暫的休息與放鬆是維持身體健康的祕訣。

根據美國猶他大學的研究，**只要一個小時起來走兩分鐘，心肌梗塞與糖尿病的死亡風險就能降低百分之三十三。**

很多人都知道久坐對身體健康有危害，然而長期坐在辦公室裡的上班族，連續工作兩、三個小時都沒站起來的人不在少數，甚至坐在椅子上一整天也並不稀奇。

為什麼久坐會增加死亡風險呢？我認為應該不是單一因素，**除了運動不足之外，長時間處於緊張狀態也是很關鍵的一個因素。**

只是一味地埋頭苦幹，工作時間太久，效率會逐漸下滑，倒不如每個小時就休息兩分鐘，在辦公室稍微走動一下、伸伸懶腰。整體而言，如果在工作期間有適度的休息，工作效率會更好。

除了站起來走動之外，也可以做做耳下按摩。工作期間，如果感到口黏或口乾，這個時候建議試著進行耳下按摩，不但可以幫助紓解頭部與身體的疲勞，整個口腔也會變得比較清爽。

有一些人即使下班回到家，仍一心惦記著工作，身心無法全然放鬆。原本下班之後是身心可以得到休息的寶貴時間，這段時間內應該讓副交感神經占得優位，卻因為工作壓力而導致身心持續緊繃。

話雖說如此，我們的身心也不是說「現在開始休息！」就能立刻得到休息的。明明知道回到家就該把工作拋諸腦後，但也許是因為個性的關係，有人可以真的如此，有人就是辦不到。

如果你就是那種無法下班就立即讓自己進入休息狀態的人，請試試耳下按摩吧！這能幫助你在短時間內得到放鬆。

當你感到心浮氣躁，遲遲無法轉換心情、平靜下來的時候，也請試著和緩地按摩自己的耳下部位，幫助自己沉澱情緒。

經由耳下按摩，人體的自律神經會從交感神經切換到副交感神經，藉由這樣的轉變，進一步會強化清稀唾液的分泌能力，因而消除口乾所帶來的各種不適症狀。

耳下按摩的方法在第一章就已經有初步的簡介，在這一章裡我會進一步詳細地說明清楚，以便於讀者自行學習。

除了兩種耳下按摩之外，我也同步推薦能夠促進唾液分泌的一些有效方法。

當然，並不是所有建議的方法都要做到，可以只進行耳下按摩，但是如果在進行耳下按摩的時候搭配這些建議的方法，雙管齊下，效果會更好。

●耳下按摩①：幫助你放輕鬆

首先介紹耳下按摩①。這套按摩動作會幫助自律神經正常切換，讓副交感神經占優勢。按摩的位置是「完骨穴」。

請先試著找一找完骨穴的位置。耳朵下方後側有個凸起的骨頭，這塊骨頭稱為乳突骨，**完骨穴的位置就在這塊骨頭下方後面的凹陷處**。請參考插圖，找到自己的完骨穴位（參見P.161）。

適當地刺激完骨穴可以改善頭痛、臉部浮腫、肩頸僵硬、眼睛疲勞、暈眩、失眠等症狀，正受這些症狀所苦的人，請務必試試看。

請使用拇指之外的四根手指來進行按摩。首先將中指按壓在穴位中心，其他的手指併攏，接著原地畫圓揉壓十次，十次為一回。手指畫圓時，請由後方朝向前方進行動作。

因為屬於穴道按摩，可以稍微使勁兒，按壓時多出一點兒力量，但是以感覺很舒服為原則，沒有必要大力按壓到疼痛的地步。

一天想按摩幾回都沒關係，如果平時用餐時唾液無法充沛分泌，可以在用餐之前進行按摩。

一般而言，用餐的時候副交感神經會比較占優勢，這種情況下，不只會促進唾液分泌，也會促進腸胃蠕動。

但是也有不少人會因為壓力的影響，導致交感神經難以順利地切換到副交感神經。如果肚子明明很餓卻食欲不振，很有可能就是導因於沉重的壓力，致使身體失去正常機能。

這個時候請按摩完骨穴，可以幫助促進唾液分泌，食欲也會隨之提升，改善食欲不振的情況。

耳下按摩①

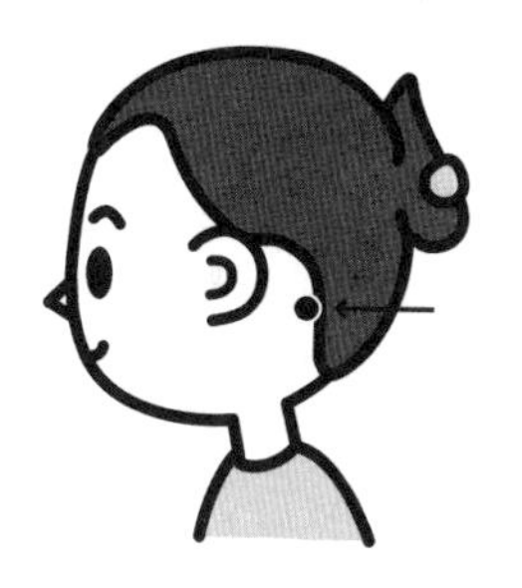
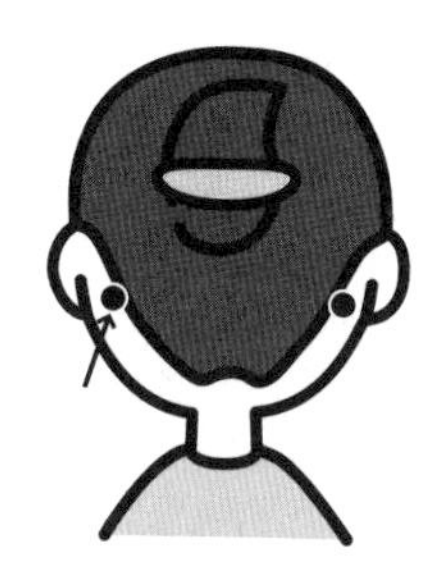

完骨穴位於耳朵下方，請找出穴位並進行按摩。耳朵後側有一塊凸起的骨頭，沿著骨頭往下摸，骨下後方有個凹陷處，這就是完骨穴的位置。

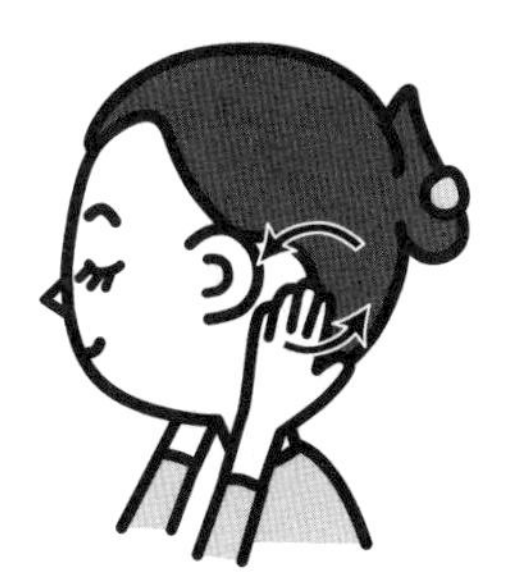
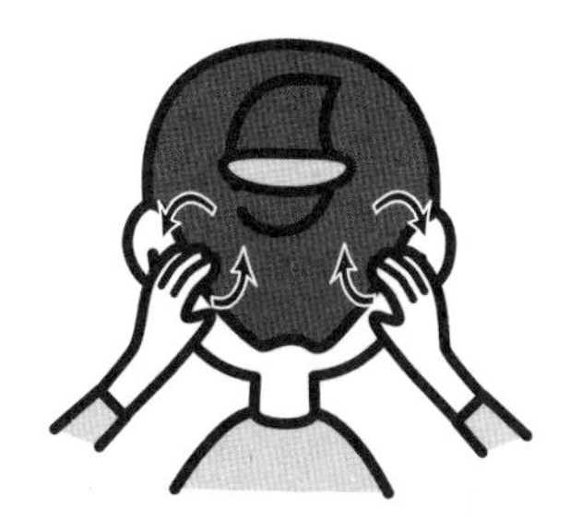

閉上眼睛，調整呼吸。使用拇指之外的四根手指按住穴位，由後方往前方畫圓揉壓。重複進行十次，每十次為一回。

●耳下按摩②：幫助清稀唾液分泌

耳下按摩①所按摩的位置是完骨穴，能夠促使副交感神處於優位，強化耳下腺分泌清稀唾液。

接下來的耳下按摩②所按摩的位置是耳下腺。本書所介紹的耳下腺按摩並不是前所未有的創舉，而是牙科或口腔外科醫師在治療口乾症患者時會使用到的一種方法。當人體的副交感神經變得活躍時，再搭配耳下腺按摩，唾液的分泌就會更加順暢。

首先要找到按摩的位置，也就是能夠刺激唾液腺的那一個點。**這個按摩的中心點在耳朵前方偏下處，上排臼齒的附近。**動作請比照耳下按摩①，將拇指之外的四根手指放在中心點上，由後往前畫圓揉壓刺激。同樣重複進行十次，每十次為一回。

耳下按摩②

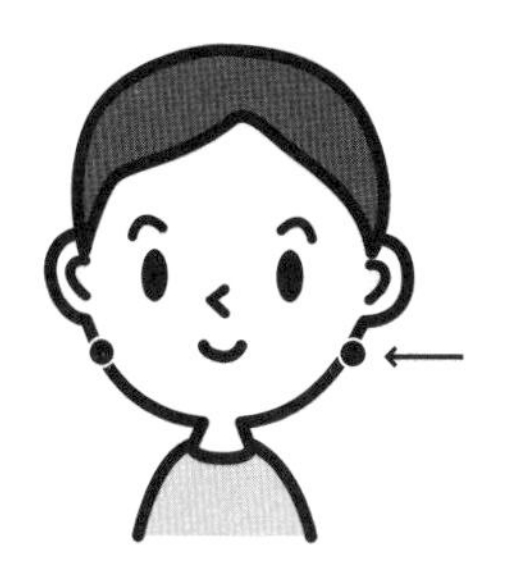
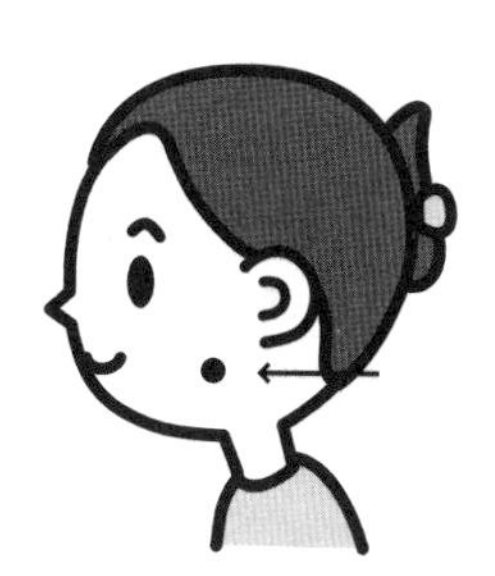

按摩位於上排臼齒附近的耳下腺。

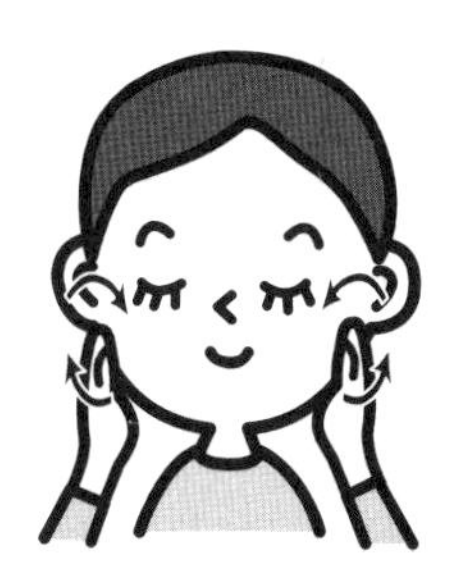
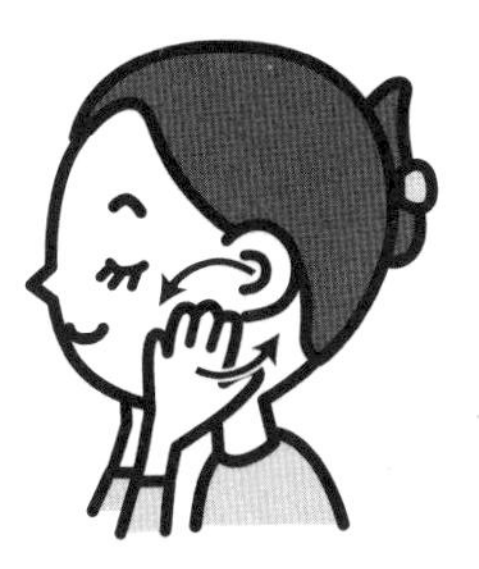

閉上眼睛，調整呼吸。除了拇指之外的四根手指併攏，中指按住耳下腺，由後往前畫圓揉壓。重複做十次。

這一次的按摩不是穴位按摩，並不需要像按摩完骨穴時那樣出力。如果手指放對位置，確實刺激到唾液腺，口腔自然就會湧出唾液。請記住按摩時的感覺，持續按壓進行。

耳下按摩②同樣不限定一天做幾回。**如果想持續做這兩種耳下按摩，建議在進食之前進行，按摩所達到的效果會比較好。**當然，進食之外的時間進行按摩也沒關係。

當我們感到緊張時，會覺得嘴巴發黏、變得乾燥，為了幫助自己放鬆，可以持續進行耳下按摩①和②。

耳下按摩①幫助自己放鬆，打造一個唾液易於分泌的身體狀態，接著是耳下按摩②，進一步針對耳下腺進行物理性刺激，促使分泌唾液。

試著刺激顎下腺與舌下腺

原則上只要持續進行前面介紹的耳下按摩①與②，就可以幫助耳下腺充分分泌清稀唾液，身體的不適症狀也會因為副交感神經占優勢而獲得改善。每天請務必好好地落實這兩種按摩哦！

接下來要介紹幾個可以加強唾液增量的方法。生活中如果有一些空檔，建議可以一起做做看。

首先介紹的是實用的唾液腺按摩。清稀唾液不只來自耳下腺，這一點要特別再提醒一下。

回顧之前所提過的內容，人體有三大唾液腺，分別是耳下腺、顎下腺與舌下腺，其中耳下腺只分泌清稀唾液，顎下腺與舌下腺則混合著分泌清稀與黏稠兩種唾液。

當交感神經占優勢時，即使對顎下腺與舌下腺進行物理性刺激，分泌出來的仍是黏稠唾液，清稀唾液幾乎不會分泌。

如果能先進行耳下按摩①，按摩完骨穴位，幫助副交感神經處於優位，顎下腺與舌下腺就能比較容易分泌出清稀唾液。在熟悉耳下按摩的原理之後，除了按摩耳下腺，建議有空的時候也一併刺激另外兩處的唾液腺，幫助清稀唾液的分泌。

按摩下巴內側部位可以刺激顎下腺的分泌功能，按摩咽喉上方則可以刺激舌下腺的分泌功能。

均勻地刺激三大唾液腺，有助於讓口腔中的清稀唾液與黏稠唾液維持良好平衡，幫助口腔維持應有的滋潤度。

●按摩下巴內側的方法

按摩下巴內側左右兩邊可以刺激顎下腺，藉此強化唾液的分泌功能。按摩的刺激點位於下顎骨內側柔軟的部分，左右各有一個刺激點，確切的位置請參考插圖的指示（參見P.169）。

與耳下按摩不同，按摩顎下腺使用的是拇指，而不是另外四根手指。請將拇指置於下巴內側左右的刺激點上，重複揉壓十次。按摩的次數與按摩耳下腺一樣，都是十次為一回。

下巴內側的按摩也是屬於物理性刺激，正確地掌握刺激點，並施予適當的揉壓，唾液會像泉水一樣汩汩湧出。記住這種感覺，持續進行按摩的動作。

進食的時候，三大唾液腺均衡分泌唾液是很重要的事情。口腔的上方與下方等各處都有充足的唾液，才能維持口腔的濕潤，進食會更為順利，如此一來也才能好好地享受美食。

●按摩咽喉上方的方法

按摩咽喉上方可以幫助刺激舌下腺，藉此滋潤口腔。舌下腺的刺激點位於下巴的正下方。

與刺激顎下腺一樣，刺激舌下腺的按摩動作也是使用拇指。雙手的拇指拼攏，從下巴正下方像是要將舌頭往上提一般緩慢按壓，與前面三種按摩一樣，重複進行十次，十次為一回。

請記住耳下腺、顎下腺與舌下腺的按摩方法。口腔常常感到乾燥的人，如果只著重於刺激耳下腺，有時會覺得效果並不明顯，這個時候如果能夠「三管

按摩下巴內側

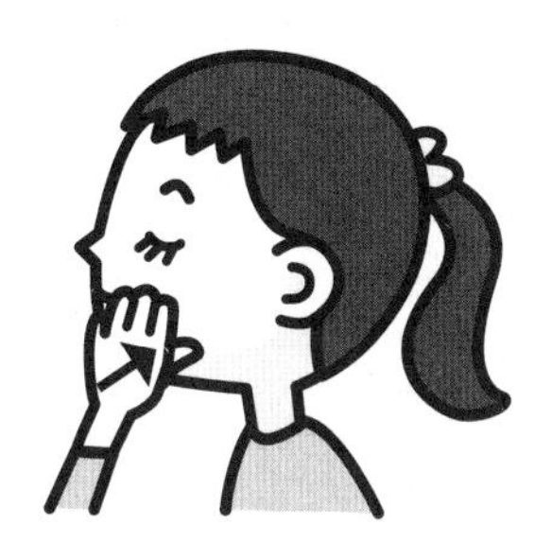

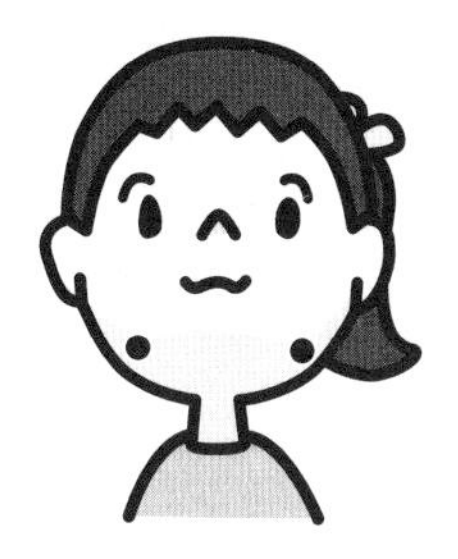

閉上眼睛，調整呼吸。將左右手的拇指分別放在下顎骨內側兩邊，慢慢揉壓，重複做十次。

顎下腺位於下巴內側，按摩位置在下顎骨內側柔軟的部分，左右兩邊各有一個刺激點。

按摩咽喉上方

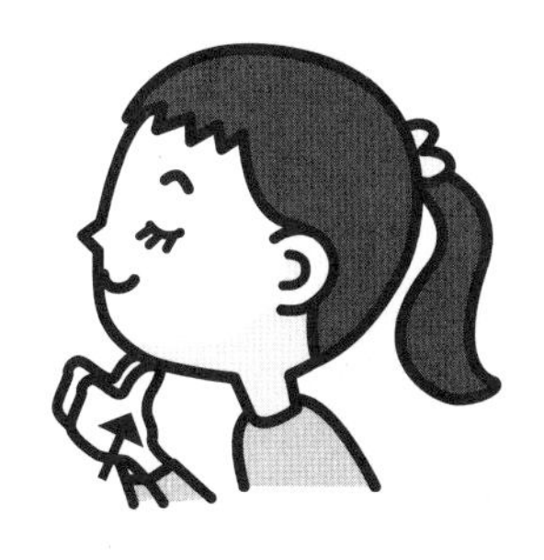

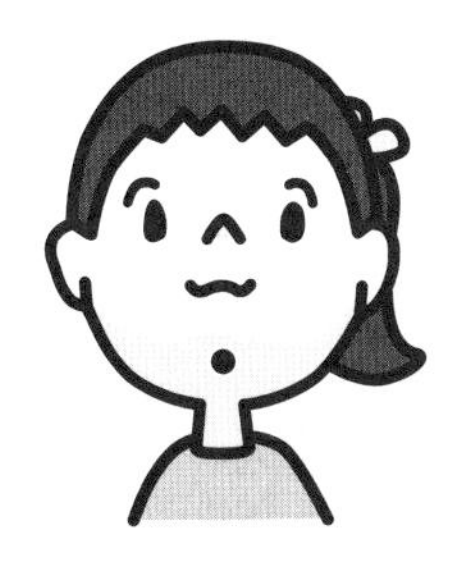

閉上眼睛，調整呼吸。將雙手的拇指併攏，從下巴正下方像是要將舌頭往上提一般緩慢按壓，重複做十次。

舌下腺的按摩位置在下巴正下方。

齊下」，針對三大唾液腺均勻給予適當的刺激，原本乾燥的口腔就會比較容易變得濕潤。

第一步先按摩完骨穴，將自律神經由交感神經切換到副交感神經，在這種情況下，顎下腺與舌下腺也會比較容易分泌清稀唾液。

如果嘴巴的黏稠感很強烈，僅僅是按摩完骨穴還不足以改善不適感。在副交感神經占優勢之後，請接著再按摩三大唾液腺，如此才能有效消除口中的黏稠感。

在用餐之前按摩

所有的按摩都是十次為一回，一天按摩的回數並沒有限定。一般而言，治療口乾症的建議是一天一回，藉由按摩來刺激唾液腺。如果覺得嘴巴實在很

乾，就一天三回，且建議在用餐之前進行。

嚴重的口乾症患者因為缺乏足量的唾液，沒有辦法好好地吃飯，所以請在用餐之前按摩三大唾液腺，先讓整個口腔充分濕潤之後再進食，如此才能感受食物的美味。

當然，除了三餐之外，平時只要覺得口乾舌燥，隨時隨地都能藉由按摩以緩解口乾症狀。

如果嫌麻煩，覺得完成四個部位的按摩有點兒費時，那麼**非用餐時間可以只做耳下按摩①和②。**

任何一種按摩的動作都請緩慢且溫柔，不要因為覺得「做十次才有效」，就為了追求次數而做得又快又急。太急躁的結果就是「欲速則不達」，因為帶著焦躁的心情按摩，反而會造成交感神經占優勢，身心無法得到放鬆，這種情況下，就算再如何努力按摩也不見效果。

就好比量血壓，在趕時間的情況下測量血壓，測得的血壓值通常都會比平常的測量值來得高。「趕時間」會造成心理壓力，交感神經因而占優勢，所以導致了這樣的結果。

深呼吸、保持情緒平穩，這是測量血壓時應有的狀態，也只有在這種狀態下才能測得正確的數值。相同的道理，按摩完骨穴的目的是要讓副交感神經取得優勢，但如果一心急著要多按摩幾下，產生的心理壓力反而會讓交感神經活絡，副交感神經無法處於優位。

請靜下心，一邊默數「一次、兩次……」，一邊緩緩地揉壓，幫助自己得到放鬆。

每一處按摩一回其實不到一分鐘，四種按摩都做完一回所需的時間也不到五分鐘。口乾症往往是因為過大的壓力所造成，為了緩解口乾的不適，輕柔、緩慢地進行按摩尤其重要。

按摩的時候請同步注意呼吸。一邊進行腹式呼吸一邊按摩，心情自然會逐漸平靜下來。

腦中可以試著想像手壓式抽水機、噴水池或泉水湧出的畫面，效果會更好，這也是前一章所介紹的「想像療法」。

●忍者不口臭的妙招

唾液不只由大唾液腺分泌，別忘了口腔中還有許多的小唾液腺！這些小唾液腺廣布於嘴唇、臉頰，以及舌頭等處，同樣擔負著分泌唾液的重責大任。刺激小唾液腺是有方法的，而且相當簡單！

我介紹的這個方法稱為「忍者式轉舌」，這個方法其實並不奇特，而且可能不少人對它並不陌生。

傳說日本的忍者在進行任務的時候，就是利用這個方法來消除口臭，所以才被冠名為「忍者」。

忍者一般都潛伏在屋頂或天花板上，他們必須盡量掩蓋氣息以免被發現。執行任務的忍者身心處於緊繃狀態，導致唾液分泌減少，如此一來就會出現口臭。即使可以完全不出聲，但寂靜的空間中如果散發出異味，敵人將有所察覺。為了避免被發覺，忍者會轉動舌頭，在不發出聲音的情況下促進唾液的分泌，幫助消除口臭。

忍者式轉舌的方法並不困難，主要是在雙唇緊閉的狀態下轉動舌頭。

首先緊閉雙唇，舌頭伸出於上下排牙齒之間，然後舌面上翹抵住上排的兩顆門牙，整個過程中雙唇一直處於緊閉狀態。

接著舌尖抵在牙齦上，順時針滑向上排臼齒的牙齦↓臉頰內側↓下門牙的牙齦，繼續順時針滑動舌頭，直至在口中繞一圈。完成一圈為一次，請重複進行五次。

忍者式轉舌法：幫助刺激小唾液腺

緊閉雙唇，舌頭伸出於上下排牙齒之間，舌面抵住上排前方的兩顆門牙。

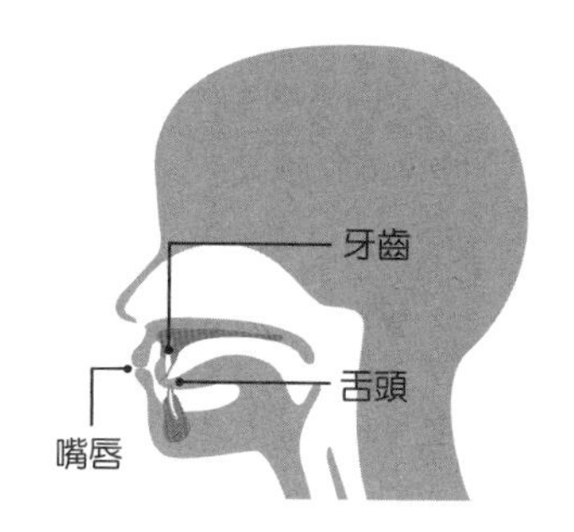

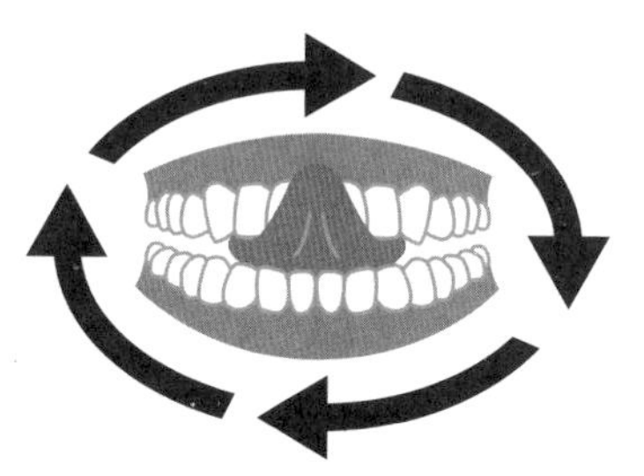

舌尖抵在牙齦上，順時針滑向上排臼齒的牙齦、臉頰內側、下門牙的牙齦繞一圈，重複做五次。

反時針的滑動方式與順時針相同，舌尖抵在牙齦上，反時針滑向上排臼齒的牙齦、臉頰內側、下門牙的牙齦繞一圈，重複做五次。

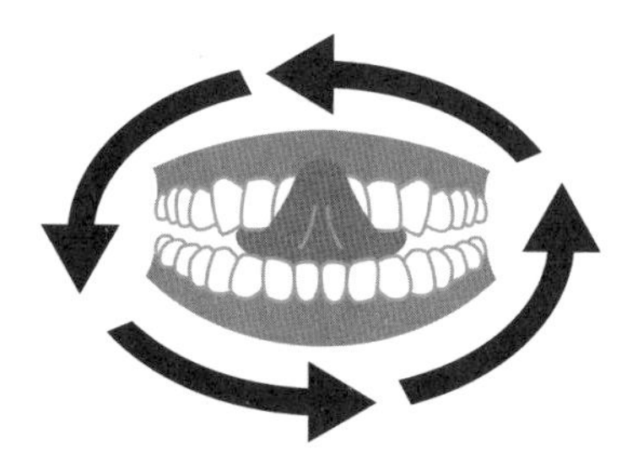

舌頭順時針轉動五次之後，反時針再重複轉動五次。**正反向各做完五次算是一回，一天想做幾回都可以，並沒有限定。**

實際進行一遍忍者式轉舌，原理與刺激大唾液腺一樣，小唾液腺受到刺激也會大量湧出唾液。

這個轉舌動作只要閉上嘴巴就能進行，平時搭公車、捷運通勤時也可以進行。而且只要戴上口罩，誰也不會發現。

忍者式轉舌不僅可以促進小唾液腺分泌，還有一個令人值得注意的效果，那就是能夠鍛鍊口輪匝肌。

口輪匝肌一旦衰退，嘴巴就會閉不緊，而且不時會以口呼吸。以口呼吸容易讓唾液蒸發，口乾症就容易上身。

第三章曾說到，進食時如果沒有充分咀嚼，容易造成口輪匝肌功能衰退，而年紀大了，口輪匝肌也會有退化的傾向。人體各部位的肌力會隨著年齡走下坡，臉部的肌肉當然也不例外。

口輪匝肌退化容易導致口乾症，進而引發口臭、牙周病、高血壓、心臟病等各種疾病。

不少人半夜會口乾，甚至因此醒來；睡覺時鼾聲大作、早上起床時喉嚨乾渴、睡覺時以口呼吸的人也不在少數。有這種情況的人一定要好好地鍛鍊口輪匝肌！

●使用吸管吸水，幫助去除法令紋

為了鍛鍊口輪匝肌，有一個行之有年的方法，那就是**「噘嘴操」**。

很多人都曾經吃過酸溜溜的梅子，吃進梅子感覺到「好酸！」的時候，嘴巴會自然地噘起來。請仿照這個動作，嘴巴要閉緊，此時**口輪匝肌是緊繃的，這個動作會有拉提肌肉的效果。**

臉頰如果用力收縮，可同時鍛鍊口輪匝肌與雙頰肌肉。雙頰肌肉是美麗的關鍵，這個臉部體操很適合推薦給女性朋友們。

隨著年齡增長，臉頰會下垂鬆弛，甚至可能會被別人戲稱是「沙皮臉」。顏面肌肉如果衰退，法令紋也會變得又深又明顯，相信大多數的女性朋友們對於這種狀況都會非常在意。

有這種煩惱的人，建議多做噘嘴操，藉由噘嘴的動作拉提雙頰的肌肉，減緩顏面肌肉的退化，幫助法令紋變得淺一些。

進行噘嘴操時可以使用吸管作為輔助，動作做起來會更簡單。**首先杯子裝水，再以吸管吸水**，吸上來的水可以直接喝下去，也可以吐在別的容器內。一次只吸一口，重複吸十次，也就是吸十口水，藉此可以鍛鍊到口輪匝肌與臉頰的肌肉。

如果能夠把臉部的肌肉變得緊實，不只外表會變漂亮，表情上也會比較豐富、有變化。

人類的面容上有一組特別的肌肉，稱為「顏面表情肌」，又簡稱為「表情肌」，這是人類所特有的。觀察小貓、小狗的面容，通常不太能夠看出太多表情的變化，原因之一就是缺少表情肌。

貓狗的嗅覺十分靈敏，可以靠味道來進行溝通，但是人類沒有這個本事，必須藉由聽覺（對話）與視覺進行交流。常常聽到人家說：「說話時應該要看著對方的眼睛。」這樣的叮嚀除了提示尊重的對談態度，也同時彰顯出人類表情的重要性。

笑容可掬的人容易令別人留下好印象，口輪匝肌與顏面肌肉發達，才能完美展現嘴角上揚的美麗笑容。一旦顏面上的肌力衰退，許多表情就無法細緻地呈現出來，容易給人猜不透在想什麼的感覺。所以請認真做嘛嘴操，相信會很有幫助！

●吞嚥健康操

人一旦進入高齡階段，衰退的不只是臉部肌肉，吞嚥食物的咽喉肌肉也會逐漸退化。

吞嚥的動作是把食物向下推進，一般而言，年紀大的人吞嚥力會變差。如果吞嚥力下降，進食的時候就容易噎到、嗆到，甚至會覺得食物堵住喉嚨，產生不適感。

這些症狀如果只是偶爾出現，倒是沒有什麼關係，但是如果每次吃東西時都會發生，就有可能是吞嚥障礙。

吞嚥障礙最可怕的是因誤嚥而引發吸入性肺炎。所謂「誤嚥」是指應該送進食道的食物掉到氣管裡等不正常的現象。

年輕人誤嚥，頂多就是嗆到而已，很快就會解除危機。高齡者則不然，由於年紀大的人連吐出食物的能力也衰退了，誤嚥就很容易進一步造成細菌感染，引發吸入性肺炎。

誤嚥的狀況並不只是發生在進食的時候，也就是除了食物或飲料之外，誤吸唾液也有可能會引起肺炎。

高齡者睡覺時誤吸唾液而得肺炎的案例很多，基本的解決對策就是做好口腔護理，而其中最簡單的方法就是刷牙。

唾液之所以會引發肺炎，是因為口中有細菌，如果能夠在就寢之前徹底清潔口腔，消除致病的細菌，即使在睡夢中誤吸口水，也能大幅降低得到肺炎的機率。

口腔護理可以預防肺炎，但是無法根本改善吞嚥障礙。

要如何提高吞嚥力呢？本書介紹的耳下按摩與相關的口腔運動，對於提高吞嚥力也有效果。

如果口乾舌燥，嚴重時甚至連吞口水都會顯得相當困難。這個時候可以藉由各種耳下按摩與口腔動運促進口水分泌，如此一來就能有效提升吞嚥力，幫助自己順利進行吞嚥動作。

口輪匝肌與臉頰上的肌肉都與吞嚥有關，臉頰上的肌肉包含與咀嚼、咬合有關的咀嚼肌，而咀嚼肌又與吞嚥密切相關。

請認真地練習本書所介紹的按摩與訓練動作，從耳下按摩開始，慢慢地提升自己的吞嚥力。

想要確實地將食物吞下去，必須加強鍛鍊咽喉的肌肉。一般而言，在治療吞嚥障礙時，醫師都會教導患者鍛鍊吞嚥肌肉的體操。

為了預防吞嚥力衰退，進食時要注意吞嚥的動作。本書最大的課題就是促進唾液分泌，唾液與吞嚥息息相關。

除了練習促進分泌唾液的按摩與相關訓練之外，我藉著這一篇文章再加上一個吞嚥口水的健康操。

在按摩耳下的時候，感覺唾液溢出之後，接著慢慢把唾液吞下去。吞嚥動作重複做十次，藉此強化吞嚥時會使用到的咽喉肌肉。訣竅在於吞口水時的動作要大一點兒，吞嚥動作可以誇張一些。

●口中常保滋潤，健康活到一〇〇歲

一旦患有口乾症，且吞嚥力低下，人生將喪失享用美食的樂趣。口乾不僅會影響吞嚥，還會改變味覺。唾液量少會使得進食困難，如果再加上吞嚥力下降，連吞東西都覺得厭煩。

有些上了年紀的人，因為吃得不多而變瘦，這與口乾症和吞嚥力低下脫離不了關係。

老年人因為進食困難，所以只挑選不需要多咀嚼就能嚥下的食物，如此一來導致營養不良，這樣的飲食生活談不上健康，遑論長壽。

吃是為了生存，既然如此，飲食請不要草率解決，務必要吃得營養，口腔也必須保持健康才能好好地進食。

確切而言，所謂「口腔健康」指的是牙齒、牙齦、舌頭與口腔黏膜都維持在健康的狀態。

幾乎每個人都明白牙齒與牙齦的健康有多麼重要。一旦有蛀牙或患有牙周病，可能就會因此失去牙齒。雖然缺牙之後可以裝假牙替代，但是對於高齡者而言，如果能夠到老都保有自己的牙齒是再好不過的事了。

為了維持舌頭與口腔黏膜的健康，「口中長保濕潤」是不可欠缺的條件，這也是本書強調的重點。位於口腔黏膜與舌頭的唾液腺能夠確實地分泌唾液，這正是長保健康的關鍵祕訣。

至關重要的唾液一旦無法正常分泌，口乾舌燥的狀況會進而形成口乾症。很多高齡者都有患有口乾症，但就像本書所提醒的，近年來年輕患者也持續增加中，甚至有不少兒童也出現了口乾症狀。

高齡者的口乾症源自於老年退化，導致咬合力、咀嚼力下降，除此之外，藥物的副作用也是一個重要的原因。至於年輕的患者則大多源自於壓力過大。

身處於高速發展的現代社會，我們的生活中充斥著各種壓力，不論是什麼年紀的人，每天帶著壓力生活的人愈來愈多。無法輕易放鬆怎麼辦呢？請別擔心，本書介紹的耳下按摩等方法與訓練，一定可以幫助你有效改善壓力型的口乾症。

近年來，電視及報章媒體不斷報導著諸多關於健康活到一百歲的方法，但是在這些眾多的方法中，卻很少有人針對口腔健康進行討論。口腔健康的重要性是否被嚴重忽略了呢？

我們常常聽到人們探討可預防高血壓的食物、可預防癌症的食物等，然而不論對食品與營養擁有多麼豐富的知識，如果口腔不健康，就會直接影響進食的品質，這樣又該如何實現長命百歲的目標呢？

與其一味地外求各種營養的食物，不如先努力讓口腔常保濕潤，那麼即使步入高齡，還是能活得神采奕奕！

為什麼呢？因為口中濕潤，才能感受到各種食物的美味，吃東西才能是一件令人開心的事。萬一得到口乾症，原本喜歡吃的食物也會變得無法再享用，當然，這絕對是可以事先加以防範的。

不管年紀多大，如果能夠持續原本正常的飲食，也就不必太擔心營養會愈來愈不均衡，「保持健康」當然就是一件可以期待的事了。

擔心口乾的人，今天就開始做耳下按摩吧！藉由按摩好好地感受口腔日益濕潤的舒適。不論何時、何地、幾歲，口中常保濕潤，才有辦法健康快樂地走過一年又一年。

國家圖書館出版品預行編目資料

耳下按摩60秒，流口水消病痛 / 齋藤道雄著；瞿中蓮譯. -- 初版. -- 新北市：養沛文化館出版：雅書堂文化發行, 2017.12
面； 公分. -- (SMART LIVING 養身健康觀；111)
ISBN 978-986-5665-52-4(平裝)

1.口腔疾病 2.按摩

416.94 106021009

SMART LIVING養身健康觀 111

耳下按摩60秒
流口水消病痛

作　　者／齋藤道雄
翻　　譯／瞿中蓮
發 行 人／詹慶和
總 編 輯／蔡麗玲
執行編輯／李宛真
編　　輯／蔡毓玲・劉蕙寧・黃璟安・陳姿伶・李佳穎
執行美術／陳麗娜
美術編輯／周盈汝・韓欣恬
出 版 者／養沛文化館
發 行 者／雅書堂文化事業有限公司
郵政劃撥帳號／18225950
戶　　名／雅書堂文化事業有限公司
地　　址／新北市板橋區板新路206號3樓
電子信箱／elegant.books@msa.hinet.net
電　　話／（02）8952-4078
傳　　真／（02）8952-4084

2017年12月初版一刷　定價280元

耳の下をマッサージすれば病気は治る

Originally published in Japan by Shufunotomo Co., Ltd.
Translation rights arranged with Shufunotomo Co., Ltd.
Through Keio Cultural Enterprise Co., Ltd.

經銷／易可數位行銷股份有限公司
地址／新北市新店區寶橋路235巷6弄3號5樓
電話／（02）8911-0825　傳真／（02）8911-0801

Staff

裝幀／金沢ありさ（plan b design）
內頁設計／伊大知桂子・鈴木庸子（主婦の友社）
攝影／中岡正道
封面及內頁插圖／下西早苗
內頁插圖／ガリマツ
編輯協力／福士　斉
校正／東京出版サービスセンター
編輯／加藤紳一郎（主婦の友社）